3 章 部位別の解剖・疾患・治療・ケア

4 章 消化器外科で使用される主な薬剤

資料ダウンロード方法

本書の資料は、WEBページからダウンロードすることができます。以下の手順でアクセスしてください。

■メディカID（旧メディカパスポート）未登録の場合

メディカ出版コンテンツサービスサイト「ログイン」ページにアクセスし、「初めての方」から会員登録（無料）を行った後、下記の手順にお進みください。

https://database.medica.co.jp/login/

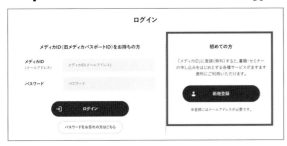

■メディカID（旧メディカパスポート）ご登録済の場合

①メディカ出版コンテンツサービスサイト「マイページ」にアクセスし、メディカIDでログイン後、下記のロック解除キーを入力し「送信」ボタンを押してください。

https://database.medica.co.jp/mypage/

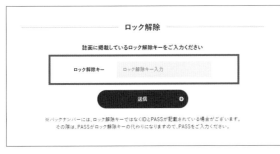

②送信すると、「ロックが解除されました」と表示が出ます。「ファイル」ボタンを押して、一覧表示へ移動してください。

③ダウンロードしたい資料のサムネイルを押すと「ダウンロード」ボタンが表示され、資料のダウンロードが可能になります。

ロック解除キー　3020syo40360

*WEBページのロック解除キーは本書発行日（最新のもの）より3年間有効です。有効期間終了後、本サービスは読者に通知なく休止もしくは終了する場合があります。

*メディカID・パスワードの、第三者への譲渡、売買、承継、貸与、開示、漏洩にはご注意ください。

*ロック解除キーの第三者への再配布、商用利用はできません。データは研修ツール（講義資料・配布資料など）としてご利用いただけます。

*図書館での貸し出しの場合、閲覧に要するメディカID登録は、利用者個人が行ってください（貸し出し者による取得・配布は不可）。

*雑誌や書籍、その他の媒体および学術論文に転載をご希望の場合は、当社まで別途お問い合わせください。

*データの一部またはすべてのWebサイトへの掲載を禁止します。

*ダウンロードした資料をもとに作成・アレンジされた個々の制作物の正確性・内容につきましては、当社は一切責任を負いません。

編集・執筆者一覧

🐾 **編集**

国立研究開発法人国立国際医療研究センター病院 外科・看護部

🐾 **執筆**　　国立研究開発法人国立国際医療研究センター病院

はじめに

浅野裕美子	看護部 副看護部長

1章

❶～❻	齊藤大介	看護部 入退院支援センター副看護師長
❼	宮木 良	看護部 副看護師長（精神看護専門看護師）

2章

❶	田村綾華	看護部 手術室 看護師〔診療看護師（NP）〕
❷	竹内佐和子	看護部 手術室副看護師長（手術看護認定看護師）
❸	秋山千鶴	看護部 HCU副看護師長
❹	和賀真知子	看護部 HCU副看護師長
❺	椎名弥生	看護部 HCU 看護師（呼吸器疾患看護認定看護師/特定看護師）
❻	櫟本真紀	看護部 ICU 副看護師長
❼	藤井美幸	看護部 救命救急センター副看護師長（救急看護認定看護師）
❽	入澤華可	看護部 ICU 看護師（特定看護師）
❾❿	石井光子	看護部 副看護師長（皮膚・排泄ケア認定看護師）
⓫	下尾菜摘	看護部 ICU 看護師（急性・重症患者看護専門看護師）
⓬	岩岡文子	看護部 SCU副看護師長

3章

❶	加藤大貴	食道胃外科 フェロー
❷	米廣由紀	看護部 12階西病棟看護師長（集中ケア認定看護師）
❸	八木秀祐	食道胃外科 医師
❹	小美濃明子	看護部 HCU 副看護師長（クリティカルケア認定看護師）
❺	石丸和寛	大腸肛門外科 医師
❻	鈴木順子	看護部 10階西病棟副看護師長
❼	大谷研介	大腸肛門外科 医師
❽	青島恵美子	看護部ICU副看護師長（急性・重症患者看護専門看護師）
❾	吉崎雄飛	肝胆膵外科 医師
❿	遠藤幸佳	看護部 13階病棟副看護師長
⓫⓭	中村真衣	肝胆膵外科 医師
⓬⓮	物集由紀子	看護部 10階東病棟副看護師長
⓯	片岡温子	大腸肛門外科 医師
⓰	福地真依子	看護部 第一外来副看護師長（がん化学療法看護認定看護師）

4章

奥 沙耶佳	薬剤部
渡邊一史	薬剤部

編集協力

山田和彦	副院長、食道胃外科 診療科長
清松知充	大腸肛門外科 診療科長
竹村信行	肝胆膵外科 診療科長
増田純一	副薬剤部長
西村富啓	薬剤部長

1章

術前の情報収集とケア

① 術前検査で起こりうるリスクを予測する

手術を安全に実施できるように、患者の全身状態を血液・尿検査や生理検査、画像検査で確認することが重要です。必要に応じて精密検査の追加や他の診療科を受診して疾患の治療を行うこともあります。各種検査結果は、患者の全身状態の把握、術後の合併症の予測にも役立ちます。

🐾 標準的な術前検査

血液検査・尿検査

- 血算・生化学・凝固系
- 感染症
- 血液型
- 尿検査

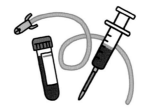

生理検査

- 心電図
- 呼吸機能
- 身長・体重・BMI・体成分分析装置 InBody

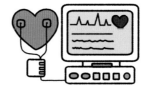
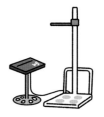

画像検査

- 胸部X線・CT・MRI・X線透視検査
- MR胆管膵管撮影（MRCP）
- インドシアンニングリーン試験（ICG試験）
- 内視鏡検査

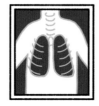
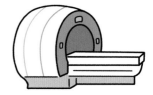

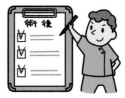

 注目！

術前看護では、術後合併症のリスクを把握することが重要です。

🐾 追加検査・他科受診

追加検査

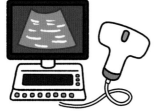

- 心臓超音波
- マスター負荷心電図
- 下肢超音波
- 下肢造影CT など

他科受診

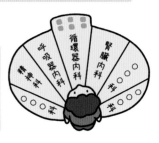

- 内分泌糖尿病代謝科
- 循環器内科
- 呼吸器内科
- 腎臓内科
- 精神科 など

🐾 検査結果や診察結果から術前術後のリスクを把握し術前看護を考える

- 術前検査や診察の結果から可能性のある術前術後のリスクを把握する必要があります。
- リスクは臓器・疾患別だけでなく、互いに関連し合っています。
- 看護師は術前から術後に問題となる可能性を予測して指導などの必要性を判断します。

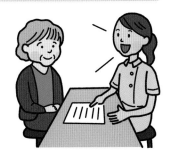

注意！ リスクを最小限にできるよう、術前指導やアドヒアランスを保てるように支援することが重要です。

術前検査で手術が延期になったり、中止になったりすることはある？
術前検査の結果、糖尿病や甲状腺疾患、精神疾患など併存疾患のコントロールが優先され、手術が延期や中止になることがあります。安全に手術を受けるため、また術後の回復にも影響を与える可能性があるためです。

循環器機能リスク
- ☑ 心疾患・心不全
- ☑ 不整脈・高血圧
- ☑ DVT など
➡ 薬剤などによるコントロールの必要性を考える

呼吸器機能・誤嚥リスク
- ☑ 慢性閉塞性肺疾患（COPD）
- ☑ 気管支喘息
➡ 禁煙と呼吸機能訓練の指導、薬剤などによるコントロールの必要性を考える

消化器機能リスク
- ☑ 肝硬変
- ☑ ウイルス性肝炎
➡ 肝庇護と栄養指導の必要性を考える

腎機能リスク
- ☑ 腎不全
- ☑ 透析患者
➡ 水分出納の管理の必要性を考える

内分泌・代謝機能リスク
- ☑ 糖尿病、甲状腺疾患
- ☑ ステロイド投与中の患者
➡ 術前後の血糖管理、ステロイドカバーの必要性を考える

精神機能リスク
- ☑ 認知症、不安症など
- ☑ 統合失調症、うつ病
➡ 薬剤などによるコントロールや心理的支援の必要性を考える

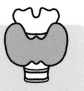

根拠 術前に併存疾患をコントロールすることで、術後合併症の発生や術後死亡率を低下させることができます。術前の禁煙は4週間以上で肺の機能が改善するといわれています。術前の呼吸機能訓練は、術後呼吸器合併症のリスクを低下させます。患者には"なぜ必要なのか"を説明して動機付けすることが必要です。（P.19 タブレットなどを活用するポイント参照）

術前の情報収集は患者を視て、聴いて、触れて、総合的にアセスメントすることが重要です。検査データだけでは患者の全体像を正確に把握することは困難です。術前の問題点や術後に起こりうる問題はないかを考えながら意図的に情報収集しましょう。

問診票（質問用紙）などで確認するポイント

1 基本情報

- ☑ 緊急連絡先とキーパーソン
- ☑ 現病歴・既往歴と治療内容
- ☑ 病名と治療方針、理解の程度（家族も含む）

注意！ 医師から説明されている病名や治療方針、入院期間などの理解状況は十分に聴きます。患者と家族の理解度に乖離がないことも重要です。必要に応じて医師に説明の追加を依頼することも検討します。

2 生活背景情報

- ☑ 日常生活動作（ADL）、手段的日常生活動作（IADL）、麻痺の有無や巧緻性の状態
- ☑ 身体障害者手帳や難病認定、特定疾患などの有無
- ☑ 食事回数・形態、嚥下状態
- ☑ 飲酒歴、喫煙歴
- ☑ 信仰している宗教と食事の制限
- ☑ 住環境（風呂の有無も含む）
- ☑ 排泄の状況と排泄方法（トイレ、オムツ、ストーマ、自己導尿など）
- ☑ 体内の医療留置物（心臓ペースメーカーや胃瘻など）、医療処置の有無（創傷処置、吸引、透析など）
- ☑ 装着品の有無（眼鏡、義肢、補聴器、義歯など）
- ☑ 介護認定の有無、ケアマネジャーなどの連絡先、利用中の社会サービス内容

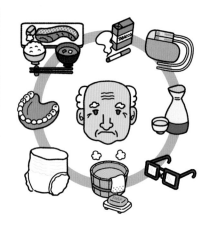

注目！ ADL は問診票だけでなく、目で視て、触れて確認することが大切です。自宅などでの ADL をケアマネジャーらから情報収集することもできます。

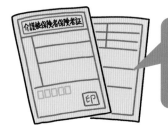

ケアマネジャーがわからない時には、介護保険被保険者証を見ると、ケアマネジャーが所属する居宅介護支援事業者名が記載されています。

 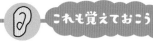 これも覚えておこう！

宗教・外国人への配慮
宗教によっては食材の制限、アルコール消毒の制限、礼拝に対する配慮が必要な場合もあります。外国人の問診は可能な限り、母国語（通訳など）で行うことが安全です。

③ 家族・成育歴

- ☑ 独居、パートナーと同居、高齢者世帯などの家族構成
- ☑ 家族のサポート体制
- ☑ 患者の職業（収入源）や学業、役割

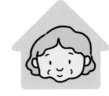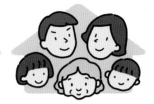

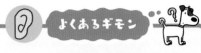

家族構成の情報はなぜ必要？
退院後、食事準備や処置の支援が必要な時に家族の協力を得られるかどうかで、支援内容が変わります。患者に幼少期の子どもがいる際は、入院中に誰が世話をするのかは安心して療養するためには重要な情報です。

職業や収入源の情報はなぜ必要？
分食やストーマケアなど職業上で工夫が必要な場合があるので、参考になります。また、経済的不安は、治療継続や仕事との両立に影響します。

④ アレルギー情報

- ☑ 薬剤アレルギー歴の有無
  （内服薬・注射薬・消毒薬・造影剤など）
- ☑ 食物アレルギーの有無
- ☑ ラテックスアレルギーの有無
  （ラテックス・フルーツ症候群にも注意）

根拠 アナフィラキシーは命の危険を生じることがあります。安全な入院のためにはアレルゲンを可能な限り排除する必要があります。

⑤ その他

- ☑ 皮膚の状態：褥瘡の有無、皮膚の乾燥や紫斑、浮腫、ティッシュペーパー様など
- ☑ ストーマ造設などボディイメージの変化に対する不安の有無
- ☑ 入院や治療に対する不安の有無
- ☑ 高額療養費制度や限度額認定証の申請に関する疑問の有無
- ☑ 患者や家族からの入院中の要望などの有無
- ☑ 認知機能の状態

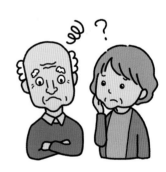

これも覚えておこう！

術後早期回復プログラム（enhanced recovery after surgery；ERAS®）
ERAS® は欧州を中心に提唱された周術期管理法です。術前・術中・術後にわたってエビデンスのある複数の要素（element）で構成されています。プログラムの実践には多職種で協力するチーム医療体制が必須です。

③ 薬歴・健康食品の確認と 休薬・休止指導

安全に手術を実施するためには、現在使用している薬剤や健康食品の確認が必要です。薬剤や健康食品の中には、アシドーシスなどの代謝異常や易出血性、血栓形成を促進するものがあります。手術の中止や延期による患者・家族への精神的・経済的負担を最小限にしましょう。

🐾 お薬手帳を確認するポイント

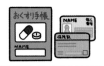

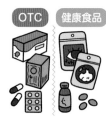

根拠 女性ホルモン製剤の中には、手術の4週間前から休薬が必要な薬剤もあります。

- 術前の2〜4週間前に休薬が必要な薬剤があります。
- 患者によっては医療機関別にお薬手帳を複数持っていることがあります。
- お薬手帳は、スマートフォンなどのアプリ管理ツールもあります。
- 健康保険証と連携したマイナンバーカードでも薬歴を確認することができます。
- 個人輸入などで薬剤を使用していることもあるので確認が必要です。
- 処方薬の管理や服薬状況を確認して術後にも支援が必要かアセスメントします。

🐾 OTC 医薬品や健康食品を確認するポイント

OTC **健康食品**

- OTC 医薬品（一般用医薬品）や健康食品（サプリメント）には、麻酔や手術に影響を与えるものもあるため、術前の1〜2週間前には確認が必要です。
- 健康志向のブームから健康食品を摂取している患者は多くいます。

根拠 アスピリンやEPA（イコサペント酸）は手術中・後の出血に影響を与えます。

🐾 休薬・摂取休止の指導ポイント

- OTC 医薬品や健康食品は、術前1〜2週間前から休薬や摂取を控えてもらいます。
- 健康食品などを一時的に休止することに不安を抱く患者も多くいます。その必要性（根拠）をていねいに説明し、患者や家族に協力を得ましょう。
- 常用薬確認後や休薬説明後から入院までに新たな処方を受ける際には、手術が控えていることを患者から説明してもらう工夫も重要です。

注意！ 常用薬確認後や休薬説明後から入院までの期間に、休薬するべき薬が他院で処方されていたこともあります。院外の医療従事者とも連携が必要です。

当院ではお薬手帳にシールを貼って注意喚起しています（注意喚起シール例）。

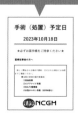

手術（処置）予定日
2023年10月18日

必ずお薬手帳をご持参ください

NCGM

注意！
- EPA は健康食品や脂質異常症治療薬に含まれていますが、健康食品を休止することと脂質異常症治療薬を休薬することを混同することがあるので、説明の際には注意が必要です。
- 患者や家族は都合のよいように解釈することがあります。説明は患者に合わせて、わかりやすく、ていねいに行うことが大切です。

休薬と再開の目安

● 抗血栓薬、糖尿病治療薬、女性ホルモン系薬などを休薬する時には、医師の指示の下に「休薬説明用紙」などを使ってわかりやすく説明します。

抗血栓作用薬の休薬の目安例

周術期への影響	分類	一般名（代表例）	商品名（例）	休薬の目安
手術中・後の出血に影響を与える危険性がある	抗血小板薬	アスピリン	アスピリン	術前7日
		クロピドグレル	プラビックス®	術前7〜14日
	抗凝固薬	エドキサバン	リクシアナ®	術前1日
		ダビガトラン	プラザキサ®	術前2日
		リバーロキサバン	イグザレルト®	術前1日
		アピキサバン	エリキュース®	術前1日
	プロスタグランジン製剤	リマプロスト	オパルモン®	術前1日
	脂質異常症治療薬	イコサペント酸エチル	エパデール	術前7日
	冠血管拡張薬	ジピリダモール	ペルサンチン®	術前1〜2日
	脳循環・代謝改善薬	イフェンプロジル	セロクラール®	術前1日

糖尿病治療薬と休薬の目安例

周術期への影響	分類	一般名（代表例）	商品名（例）	休薬の目安
術前後に食物摂取の制限がある場合は、乳酸アシドーシスを起こす恐れがある	ビグアナイド薬	メトホルミン	メトグルコ®錠	術前2日
		アログリプチン・メトホルミン（配合剤）	イニシンク®配合錠	
		ブホルミン	ジベトス®錠	
周術期におけるストレスや絶食により、ケトアシドーシスを起こす危険性がある	SGLT2阻害薬	イプラグリフロジン	スーグラ®錠	術前3日
		エンパグリフロジン	ジャディアンス®錠	
		ダパグリフロジン	フォシーガ®錠	

女性ホルモン系薬剤・SERMの休薬目安例

周術期への影響	分類	一般名（代表例）	商品名（例）	休薬の目安
周術期における静脈血栓症を発症する危険性がある	卵胞ホルモン（エストロゲン）	エストラジオール	エストラーナ®テープディビゲル®	術前4週間術後2週間
	黄体ホルモン（プロゲスチン）	メドロキシプロゲステロン酢酸エステル	ヒスロン®H錠200mg	術前1週間術後1週間
	経口避妊薬（低用量ピル）	ノルエチステロン・エチニルエストラジオール	シンフェーズ®T28錠	術前4週間術後2週間
	選択的エストロゲン受容体モジュレーター（SERM）	ラロキシフェン	エビスタ®錠60mg	術前3日前術後歩行できるまで

※このほかにも多くの配合剤や後発品があり、メーカーやガイドラインなどが推奨する休薬期間も多種多様である。
※なお、当院において推奨している休薬期間は2023年3月時点のものである。

注意！ 女性ホルモン系薬剤は内服薬だけでなく、外用薬もあります。問診の際には、剤形にも注意が必要です。

4 術前の食事摂取状態と 栄養管理・周術期の口腔管理

術前の栄養状態が不良な場合は、術後合併症の発生率や死亡率は高く、入院期間も長くなる傾向があります。術前の食事や栄養状態をアセスメントして、術前後の看護に生かしましょう。

🐾 食事摂取状態の確認ポイント

- 口腔内の状態：残歯・動揺歯の有無、義歯と使用状況、口内炎や舌炎などの有無は食事摂取に影響します。
- 普段の摂取する食事の回数、形態や味の好み、摂取量、嚥下状態や消化管疾患に関連した通過障害の有無と症状を確認することで、適切な食事形態の選択に役立ちます。
- 家族構成、食材の買い物や食事の準備は誰が行っているかを確認することは、退院後の支援にも生かすことができる重要な情報です。

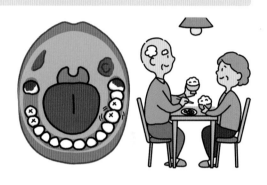

🐾 栄養評価ツール

- 栄養評価ツールにはさまざまな種類があるため、最適なものを選択しましょう。
- 術前の栄養状態を参考に、術後のリスクや退院時の支援内容を検討する必要があります。

注意！ アルブミン＝栄養状態を反映しているとは限りません。アルブミン値だけで栄養状態を判断せず、総合的にアセスメントしましょう。

🔳 栄養評価ツール例

栄養スクリーニングツール

- MUST（malnutrition universal screening tool）通称：マスト
- NRS-2002（nutritional risk screening 2002）

> 成人の術前の栄養不良のスクリーニングに有用

> 成人・急性期の術前評価に有用

栄養アセスメントツール

- 主観的包括的評価：SGA（subjective global assessment）
  ：PG-SGA（patient generated subjective global assessment）
- 簡易栄養状態評価表：MNA®（mini nutritional assessment）

 高齢者の栄養評価に有用

> 体重変化、食事摂取量の変化、消化器症状、機能制限、栄養要求量を変化させる疾患の有無、身体所見をそれぞれ評価します。栄養状態を良好・中等度低栄養・重度低栄養の3段階で判断します。

リスクインデックス（予後予測指数）

- PNI（prognostic nutritional index）
  PNI = 10 × Alb（g/dL）+ 0.005 × TLC（/mm³）
  Alb：血清アルブミン、TLC：総リンパ球数

> 術前の低栄養状態の評価と手術危険度を予測するスコア

🐾 術前の栄養管理

- 消化器疾患の場合、栄養不良状態に陥りやすくなります。
- 食事摂取が十分でない場合には、ONS（oral nutritional supplements：経腸栄養剤、濃厚流動食など）が追加されていることがあります。栄養剤の味の好みや摂取状況を確認し、医師や管理栄養士と連携して支援します。
- 経口摂取が困難な場合には、術前の栄養状態改善を目的に経管栄養（PEG も含む）や静脈栄養が開始されることがあります。
- 過栄養状態や肥満、血糖値コントロール不良状態は、縫合不全などの術後合併症のリスクを上昇させます。

根拠 通過障害や術前化学療法や放射線療法が影響します。

注目！ 入院から手術までの食形態を流動食やペースト食、きざみ食などに変更する検討も必要です。

🐾 周術期等口腔機能管理

📖 周術期等口腔機能管理の目的

| ① 術後肺炎の予防 | ② 手術部位の感染予防 |
| ③ 術前・中・後の歯牙破折や脱臼などの予防 | ④ 術後早期回復支援としての医科歯科連携 |

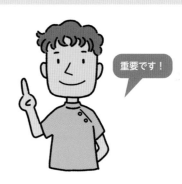

重要です！

- 術前にかかりつけの歯科医院などと連携を行うケースが増えています。
- 術前に歯科医師や歯科衛生士による器械的なプラークコントロールや動揺歯の歯牙固定処置などを行うことで、安全に手術を受けることができます。
- 術前から口腔内の状態を把握し、適切なタイミングと方法で介入します。多職種で連携し、看護師も口腔内の状態を適切な状態に保てるよう支援が必要です。

根拠 2012 年歯科診療報酬改定で周術期口腔機能管理料が新設されました。

根拠 術後の早期回復のためには経口摂取は重要です。

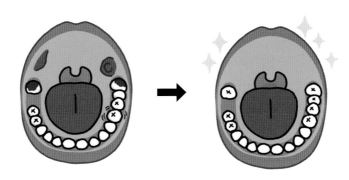

⑤ 術前説明や指導は術後の回復過程に大きく影響する

入院や手術に対して不安や恐怖心を抱いている患者は多くいます。入院中の治療の経過をわかりやすく説明し、患者の不安や疑問に耳を傾け、質問にていねいに答えることは、術後の回復過程を促進することが知られています。患者の全体像を考慮して術前説明することが大切です。

🐾 クリニカルパスで治療の予定経過を説明するポイント

- クリニカルパスは「標準診療計画」として、入院から退院までの療養目標や治療・検査・食事・看護・リハビリテーションなどの予定経過が明記されています。
- 患者には退院までの達成目標を共有し、目標達成に向けて行うケアの予定や協力してほしいことをイメージできるようにわかりやすく説明します。
- 手術の順番や予定時間が決定している時には目安として説明します。
- クリニカルパスは標準診療計画の説明に適していますが、これだけでは十分ではありません。

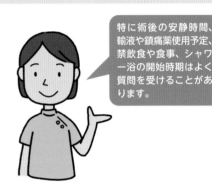

特に術後の安静時間、輸液や鎮痛薬使用予定、禁飲食や食事、シャワー浴の開始時期はよく質問を受けることがあります。

患者用クリニカルパス（入院診療計画書）

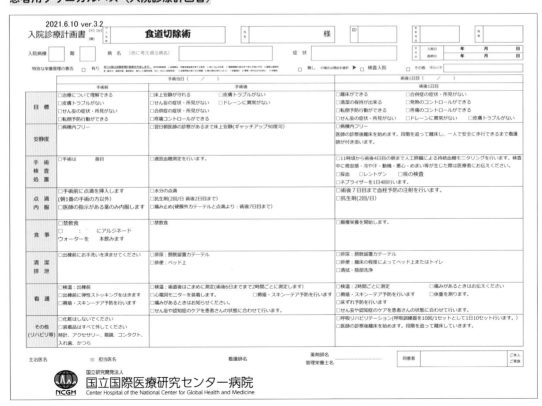

🐾 オリエンテーション用紙で説明するポイント

● クリニカルパスのほかにオリエンテーション用紙などで補足の説明を行います。
● 手術時に必要な物品を伝えるとともに、指輪、マニキュアやジェルネイルなどを入院前に落とすように具体的に説明します。
● 術後せん妄の予防のためにも術前の段階から術後に留置される医療用具・機器のイメージを具体的に伝えることは必要です。
● 実物や写真、イラストなどでわかりやすく説明し、必要に応じて質問にもていねいに答えましょう。

> **根拠** ネイルなどは血中酸素飽和度測定器の光を吸収して、正しいモニタリングを妨げてしまいます。原則、両手足のネイルは落とす必要があります。

手術時の必要物品一覧例

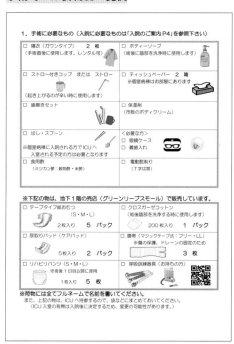

術後のイメージ

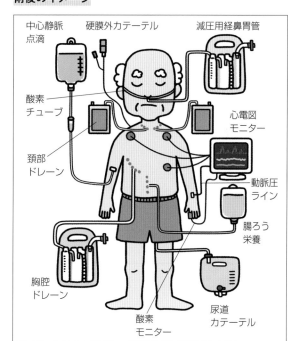

中心静脈点滴　硬膜外カテーテル　減圧用経鼻胃管　酸素チューブ　頚部ドレーン　胸腔ドレーン　酸素モニター　尿道カテーテル　腸ろう栄養　動脈圧ライン　心電図モニター

🐾 タブレット（ICT活用含む）などを活用するポイント

● 術前の呼吸機能訓練の方法などは、文字だけでは十分な理解を得られないことがあります。
● 動画でのオリエンテーションは、視覚と聴覚を使って効果的に行うことができます。
● 手術室看護師やICU看護師などが、術後に入室が予定されている患者に部屋の様子などを視聴させ、不安を和らげることができます。
● タブレットに保存した動画の再生や動画共有サイトなどのICTを活用することで、自宅でもオリエンテーション内容を復習することも可能です。
● 動画を使って術前訓練を行うことで、家族にも協力を依頼しやすくなります。

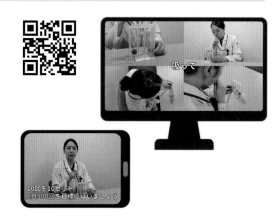

動画：食道胃外科 加藤大貴医師作成

6 多職種・多角的な術前の情報収集とアプローチは重要

患者が安全かつ安心して手術に臨めるよう、術前から多職種で多面的な視点でのアセスメントが有用です。近年では、入退院支援センターでの多職種による術前支援を行う施設が増加しています。それぞれの専門職が専門的な立場でアセスメントと説明や指導を行うことで、質の高い術前の支援が可能となります。

🐾 入退院支援センターでの患者の全体像の把握と多職種連携

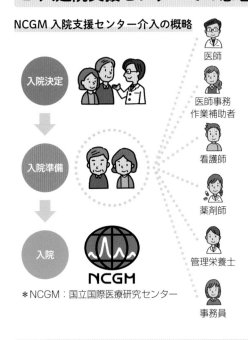

NCGM 入院支援センター介入の概略

医師
医師事務作業補助者
看護師
薬剤師
管理栄養士
事務員

＊NCGM：国立国際医療研究センター

- 当院は 2017 年から患者が安全に安心して手術を受けることができるよう、多職種で入院前の支援を行っています。
- 主治医、看護師、薬剤師、管理栄養士などの医療専門職など多職種で患者の全体像把握とリスクアセスメントを行っています。
- 安全に手術が受けられるように、術前検査や各診療科の受診を行い、術前に疾患・薬剤を含めたコントロールや術後合併症のリスクを把握します。
- 各職種の多面的で専門的な視点で患者の全体像を把握し、情報を集約、共有することが必要です。
- 必要な際には院外の病院・施設、薬局、訪問看護やケアマネジャーから追加の情報収集も行います。
- 退院を見据えた入院前からの連携が必要な場合もあります。

🐾 入退院支援センターと専門チームとの連携

- 入退院支援センターは、入院前支援の HUB（ハブ）としてさまざまな部門や専門チームなどと連携しています。
- 病棟や手術室、ICU/HCU の看護師、緩和ケアチーム、認知症ケアチーム、AYA 支援チーム、リエゾンチームに入院前から情報を共有して、入院後すぐにケアを提供できるように連携しています。

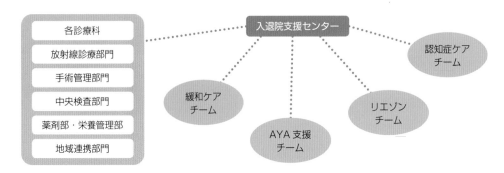

入退院支援センターでの専門職の役割と連携

入退院支援センターでの専門職の業務と入院時支援加算1・2

医師

・入退院支援センターへの指示書発行
・入院決定

入院時支援加算
◆入院前から他職種と連携して患者支援を十分に行う
◆入院後の管理に適切につなげる
◆円滑な入院医療の提供と病棟負担の軽減を行う
◆入院予定先の病棟職員と患者情報を共有する

看護師

①患者状態把握（身体・社会・精神）
②入院前に利用していた介護・福祉サービスの把握
③褥瘡危険因子の評価
④退院困難要件の評価
⑤入院中の治療・検査の説明
⑥入院生活の説明

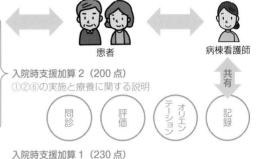
患者　　　病棟看護師

入院時支援加算2（200点）
①②⑥の実施と療養に関する説明

問診　評価　オリエンテーション　記録　共有

連携

薬剤師

⑦服薬中の薬剤確認
　・休薬確認と指導
　・健康食品等の確認と休止指導
　・アレルギー薬の確認と情報共有

入院時支援加算1（230点）
①〜⑧の実施と療養に関する説明

連携

管理
栄養士

⑧栄養状態の評価
　・主観的包括的評価（SGA）
　・外来栄養指導
　・食物アレルギー等の確認と情報共有

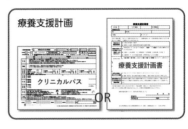
療養支援計画

クリニカルパス

療養支援計画書

OR

● 2018年度から入院時の支援を診療報酬で評価する「入院時支援加算」が新設されました。

● 看護師は問診などで患者の全体像を把握し、①〜④の項目を中心にリスクアセスメントを行っています。

● 薬剤師は、服薬中の薬剤や健康食品を確認します。また、薬剤アレルギーの確認もします。必要に応じて休薬指導を行います。

● 管理栄養士は、食物アレルギーの確認や外来栄養指導、入院前の栄養状態の評価を行います。

● 看護師・薬剤師・管理栄養士はお互いに情報を共有します。

● 入退院支援センターで得られた情報や指導内容は、電子カルテに記録するなどして入院先の病棟看護師や薬剤師、管理栄養士にも共有します。

⑦ せん妄リスク

せん妄は、身体の不調や負担（手術や化学療法、検査など）によって起こる意識障害です。せん妄のリスク因子は特定されており、事前にアセスメントしてせん妄にならないように予防対策をとることが重要です。

🐾 せん妄の理解と予防対策のポイント

■ せん妄の理解

注意！ せん妄は、急性的に、また一時的に発生します。身体状況や環境が改善することで、意識障害も改善していくことが期待されます。

- せん妄では、「注意・集中力の低下」や「見当識障害」が生じます。
- 入院後に患者がせん妄を発症することで、状況の理解が難しくなったり、落ち着きがなくなって興奮・易怒性が悪化したり、反対に低活動になったりすることがあります。
- せん妄は夜間に発症することが多く、治療や看護に影響を与えます。

根拠 ①転倒・転落のリスクが増加
②ルート自己抜去のリスクが増加
③暴言・暴力のリスクや身体抑制が増加
④ ADL の低下や入院の長期化

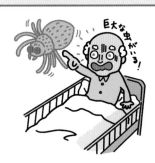

🐾 せん妄のリスク因子

- 事前にせん妄のリスクがどの程度あるのかを知ることが重要です。
- もともとの認知機能や認知症の有無などを調べておくことがポイントとなります。

注目！ 以下の情報を確認して、看護計画を考えましょう。
①診療情報提供書
②頭部画像検査（CT や MRI）
③過去のカルテや看護サマリー
④本人や家族から生活状況を聞き取り
⑤看護師の直感

注意！ 以前の入院でせん妄歴がある方は、脆弱性があるため、再度せん妄になる確率は高い印象があります。

せん妄のリスク因子

- ☑ 70 歳以上
- ☑ 脳器質的障害（脳梗塞、脳転移など）
- ☑ 認知症もしくは認知機能の低下
- ☑ アルコール多飲（目安：ビール 500mL／日以上、日本酒 1 合 180mL／日以上）
- ☑ せん妄の既往
- ☑ ベンゾジアゼピン受容体作動薬
- ☑ 全身麻酔を要する手術の予定・手術後

当てはまる因子が多いほどせん妄リスクが高くなります。

🐾 入院時のせん妄予防対策

- 時計やカレンダーの準備・設置
- 張り紙やピクトグラムで見当識の補完
- 疼痛や掻痒感などの症状コントロール
- 飲水や排泄のコントロール
- ベンゾジアゼピン受容体作動薬の中止・変更を医師と検討
- 昼夜の生活リズムをつける
- 安全な環境づくり（ルートの自己抜去対策や転倒予防対策など）
- 家族との面会や電話

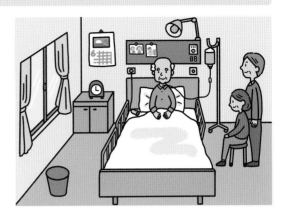

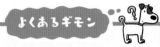

よくあるギモン

認知症とせん妄はどう違うの？
認知症は徐々に進行していき、不可逆的に認知機能が低下していきます。それに対してせん妄は一時的であり、可逆的（改善する）であることが特徴です。認知症の患者は、せん妄を発症しやすいといわれています。

認知機能評価はどうやって、いつするのがいいの？
一般的に改訂版長谷川式簡易知能評価スケール（Hasegawa's demential scale-revised；HDS-R）や MMSE（mini-mental state examination）が認知症の尺度として知られています。HDS-R では 20 点以下、MMSE であれば 23 点以下は認知症が疑われます。尺度評価は、全身状態が落ち着いている状況下（入院前など）に実施する必要があります。せん妄発症時に尺度評価を行うと、著しく低く点数化されて認知症と誤診される可能性があります。

2章

術後観察のポイントとケア

① 消化器外科手術における 麻酔の種類と特徴

消化器外科手術では、術式によって全身麻酔・硬膜外麻酔・脊髄くも膜下麻酔・神経ブロック・局所浸潤麻酔を組み合わせて行われます。それぞれの特徴を知り、術後の観察を行うことが重要です。

🐾 全身麻酔

- 麻酔薬を用いて意識をなくし、痛み刺激に反応しない状態とし、さらに筋弛緩薬で不動を得ます。
- 消化器外科手術の多くの術式で選択されます。
- 自発呼吸がなくなるため気管挿管が必須となります。
- 主に吸入麻酔と全静脈麻酔（total intravenous anesthesia；TIVA）があり、患者の術前の状態・術式などに応じて選択します。

> **注目！**
> 導入から維持すべてにプロポフォールを使用する麻酔のこと。

> **注意！** 筋弛緩薬に対する拮抗薬の投与量が十分ではない場合、病棟帰室後に組織から血中に戻ってくるロクロニウムにより再度筋弛緩（再クラーレ化）が生じる可能性があります。帰室後2時間程度は経皮的動脈血酸素飽和度（SpO₂）低下や意識障害などの観察が重要！

🐾 硬膜外麻酔

- 硬膜外腔に局所麻酔薬やオピオイドを投与することで鎮痛を得る麻酔法です。
- 消化器外科手術では全身麻酔と併用し、術中の鎮痛から術後鎮痛までを目的として選択されます。

> **注意！** 穿刺部位や薬剤の投与量・濃度などにより、低血圧、尿閉、上下肢のしびれなどが生じることがあります。離床を進める際には四肢の動きや筋力の評価が必要です。また、穿刺部位に硬膜外血腫や膿瘍を形成することがあるため、穿刺部の疼痛などの観察が重要！（脊髄くも膜下麻酔も同様）

硬膜外麻酔と脊髄くも膜下麻酔

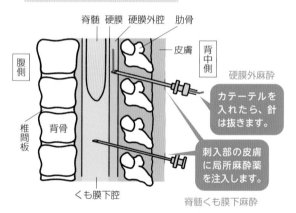

> カテーテルを入れたら、針は抜きます。

> 刺入部の皮膚に局所麻酔薬を注入します。

🐾 脊髄くも膜下麻酔

- くも膜下腔に局所麻酔薬を作用させる麻酔法です。
- 消化器外科手術のなかでも、痔核手術など肛門周囲の手術において、仙骨神経領域への限局した麻酔方法として、脊髄くも膜下麻酔の一種であるサドルブロックが選択されます。
- 血圧低下・呼吸抑制・脊髄くも膜下麻酔後頭痛などの合併症があり、注意が必要です。

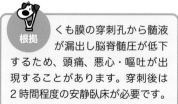
> **根拠** くも膜の穿刺孔から髄液が漏出し脳脊髄圧が低下するため、頭痛、悪心・嘔吐が出現することがあります。穿刺後は2時間程度の安静臥床が必要です。

🐾 神経ブロック

- 末梢神経の走行に沿って局所麻酔薬を注射し、その支配領域の鎮痛を得る方法です。
- 消化器外科手術では硬膜外麻酔が併用できない・しない場合の鎮痛法として選択されます。
- 正中創に対しては腹直筋鞘ブロック、腹腔鏡下手術での側腹部のポート挿入創などには腹横筋膜面ブロック（transversus abdominis plane；TAP ブロック）が有効です。

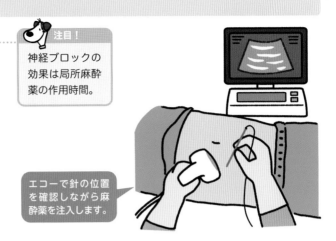

注目！ 神経ブロックの効果は局所麻酔薬の作用時間。

エコーで針の位置を確認しながら麻酔薬を注入します。

🐾 局所浸潤麻酔

- 麻酔薬を皮膚、皮下などに浸潤するように注射する方法です。
- 消化器外科手術では主に術後鎮痛目的で、閉創時に創部に注射します。

注意！ 局所麻酔薬を使用する場合、局所麻酔薬中毒に注意します。症状は、中枢神経や心筋への影響が生じるため、患者の興奮・多弁・舌のしびれから始まり、意識障害・呼吸停止にまで至る場合があります。

よくあるギモン

術後の呼吸状態は SpO₂ の値がよければ問題ない？
術後鎮痛を目的として麻薬性鎮痛薬（フェンタニルなど）を、抜管直前、または退室前に投与することがあります。麻薬性鎮痛薬による呼吸抑制は、呼吸数が低下し、1 回換気量は減少しないことが多いです。そのため、呼吸状態の悪化をより早期に発見するためには、SpO₂ の値だけではなく、呼吸数の観察も重要です。

これも覚えておこう！

術後悪心・嘔吐（postoperative nausea and vomiting；PONV）
成人リスク因子の評価として Apfel スコアが推奨されており、リスク因子が増えるほど PONV リスクが高いとされています。そのほか、全身麻酔（吸入麻酔＞ TIVA）、腹腔鏡下手術、開腹手術、長時間手術（30分延びるごとに 6% のリスク増加）などにより、さらに PONV リスクが高くなります。
予防法としては、リスク因子を回避すること、制吐薬（メトクロプラミド、ドロペリドール、デキサメタゾンなど）の予防投与を行います。2022 年より 5-HT₃ 受容体拮抗薬（オンダンセトロン）が承認され、PONV 予防の幅が広がりました。予防投与にて効果がみられない場合は、作用機序の異なる薬物を投与することが推奨されています。

（P.93 参照）

Apfel スコア

リスク因子	ポイント
女性	1
非喫煙者	1
PONV 既往	1
術後オピオイド使用	1
合計	0〜4

② 手術後の体温管理

手術後は一般的な過程として代謝が亢進し、組織の酸素消費量が増大します。全身の臓器機能の回復と創傷治癒、また酸素・水分・栄養の管理のため、循環動態の観察は重要であり、体温はその観察項目の一つです。手術直後は一般的には体温が下がっている時期であり、シバリングなどにも注意が必要となります。また、手術や麻酔侵襲による低体温や感染症から起こる体温上昇なども生じます。

手術患者の体温変化

● 手術中は低体温になりやすく、正常な体温の維持は合併症予防のため重要です。

根拠 手術を受ける患者は、麻酔薬により体温調節中枢の働きが抑制されることによって、患者自らによる熱産生が不十分となります。手術室という環境そのものも、熱を喪失方向に進めます（放射、対流、伝導、蒸散）。

手術中の低体温の影響

● 止血凝固系の異常
● 出血量の増加
● シバリング
● 麻酔覚醒遅延
● 創部感染の増加
● 心筋虚血
● 頻脈発作

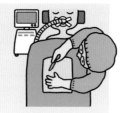

手術後のシバリングの影響

● 酸素消費量の増加
● 血圧上昇、心拍数増加
● 眼圧や脳圧の上昇
● 心筋虚血のリスク
● 創部緊張
● 疼痛の増強

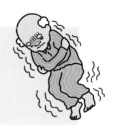

手術直後から保温

● 手術直後は麻酔や手術の手技などにより、低体温となっていることが多いため、保温が必要となります。
● シバリング防止のため、術後のベッドは加温しておきましょう。

根拠
● シバリングは、末梢温が中枢温より極端に低い時に発生する熱産生反応です。
● 一般的に全身麻酔中の末梢血管の収縮により熱の放散を防ごうとする反応が生じて末梢の皮膚が冷たくなると、麻酔覚醒後にシバリングが発生しやすくなります。

手術室での加温

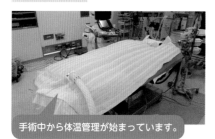

手術中から体温管理が始まっています。

手術後ベッド

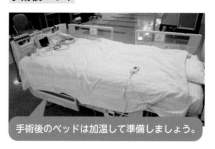

手術後のベッドは加温して準備しましょう。

😺 手術後の体温観察

- 手術後は組織回復のため、微熱から 38 度を超えることがあります。手術侵襲の大きさにもよりますが、術後 1〜3 日ほど続きます。
- 手術に対する全身反応は、感染など二次的侵襲が生じなくても、手術自体により引き起こされます。
- 術後 3 日以上発熱が持続するなら、感染や合併症を考慮する必要があります。

感染や合併症

- 創感染
- カテーテル感染
- 腸炎
- 縫合不全
- 肺炎

根拠
- 手術などにより侵襲を受けた身体が、そのダメージから回復するために発する熱で、主にサイトカインという物質が関わっています。
- 組織の破壊などにより、出血や浸出液がある場合、身体がそれらを吸収する際に発熱が起こります。

根拠　手術という侵襲自体が免疫系を抑制するため、細菌やウイルスの感染に対する抵抗力が弱い状態が続きます。

😺 発熱時の援助

- 患者の状態に応じ、温罨法、冷罨法を工夫する必要があります。
- 医師の指示により、解熱薬の投与も行われます。

注目！
身体的苦痛の緩和や心理的安楽のために使用します。罨法とは、身体の一部を温めたり冷やしたりすることで、炎症や疼痛を緩和し、病状の好転や患者の自覚症状の軽減をはかる技術です。
温罨法：電気毛布など、冷罨法：冷却まくらなど

注意！　一般的に解熱薬の効果は 4〜6 時間のため、次に解熱薬を使用するまで間隔を空けます。医師の指示を受ける際には薬剤と用量のみだけでなく、一日の使用回数と使用間隔を確認しましょう。

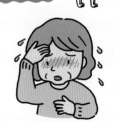

よくあるギモン

解熱薬はどのような時に使用？
「体温 38.5 度以上で解熱薬」などの医師の必要時指示を確認します。また、解熱薬を使用するときはメリット・デメリットを理解して使用しましょう。
解熱薬の使用は発熱による苦痛や不安感を軽減し、呼吸需要や心筋の酸素需要を減少できます。しかし、解熱薬には胃腸障害や肝障害、腎障害などの副作用があります。また、感染症が疑われる場合には、解熱薬によって発熱を不顕性化することが診断の妨げになる可能性があるので、医師への報告が必要となります。患者の状態を観察、アセスメントして、解熱薬は慎重に投与しましょう。

これも覚えておこう！

消化管手術の合併症
出血・肺合併症・縫合不全などがあります。縫合不全とは、消化管をつないだ部分から消化液が漏れることです。発熱によって発見されることが多いです。
体温のほか、ドレーン排液の性状と量、腹部症状、創部状態の観察が重要です。縫合不全の場合、消化管の内容物がドレーンから流出するため、ドレーン内も黄色〜茶色の浮遊物が多く、混濁した排液がみられます。便臭がすることもあります。

③ 術後せん妄

　術後せん妄とは、手術を受けたことを契機として発症し、手術による身体的侵襲（全身炎症・代謝障害）や使用薬剤が直接原因となって、軽度から中等度の意識障害をきたした状態です。術前には精神症状を呈していない患者でも発症することがあります。注意力の欠如・思考の錯乱・意識レベルの変化が急性に発症し、症状の程度に変化があるのが特徴です。

なぜ術後せん妄を発症するのか

せん妄の3因子

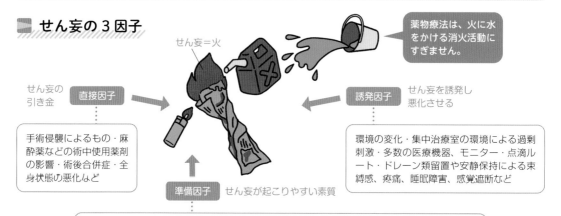

薬物療法は、火に水をかける消火活動にすぎません。

せん妄＝火

せん妄の引き金　直接因子　→

せん妄を誘発し悪化させる　←　誘発因子

手術侵襲によるもの・麻酔薬などの術中使用薬剤の影響・術後合併症・全身状態の悪化など

環境の変化・集中治療室の環境による過剰刺激・多数の医療機器、モニター・点滴ルート・ドレーン類留置や安静保持による束縛感、疼痛、睡眠障害、感覚遮断など

準備因子　せん妄が起こりやすい素質

高齢者（70歳以上）、脳器質的障害（脳梗塞・脳内出血・脳腫瘍・頭部外傷など）の有無、認知症・アルコール多飲・せん妄の既往・リスク薬剤の使用（ベンゾジアゼピン受動体作動薬）

せん妄への対策と早期発見

- せん妄の予防・対策は、直接因子と誘発因子を減らすことです。
- せん妄における薬物療法はあくまで対症療法です。

 注目！

一番は発症させないこと、そして早期発見・早期介入です。そのためには患者の変化にいち早く気づくことが必要です。

せん妄のタイプ

- せん妄のタイプは3種類あり、過活動なタイプだけではありません。
- 術後から患者の状態に合ったスケールを用いてスクリーニングを行い、早期発見・重点的なケアにつなげていくことが必要です。

種類	特徴
過活動型せん妄	不眠、落ち着きのなさ、モニター・ルート類を引き抜こうとする、同じ言動を繰り返す、多弁、不機嫌、易怒性、暴言・暴力、帰宅願望
低活動型せん妄	傾眠、無関心、無表情、離床を嫌がる、臥床でじっとしている
混合型せん妄	過活動型と低活動型が混在している

 注意！

看護師の勘だけでは低活動型や混合型は見逃されてしまう可能性があります。いくら静かに安静にできていたとしても、過活動型同様に適切な看護ケアが必要です。

せん妄の評価方法

日本語版 CAM-ICU

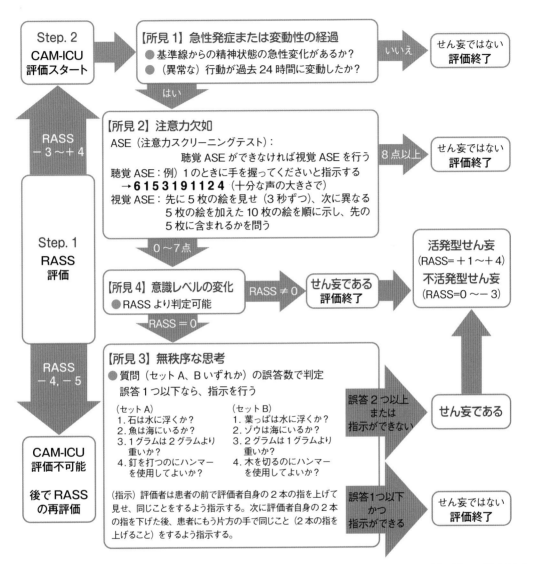

Step. 2
CAM-ICU
評価スタート

【所見1】急性発症または変動性の経過
● 基準線からの精神状態の急性変化があるか?
● （異常な）行動が過去24時間に変動したか?

いいえ → せん妄ではない 評価終了

はい

【所見2】注意力欠如
ASE（注意力スクリーニングテスト）:
聴覚ASEができなければ視覚ASEを行う
聴覚ASE：例）1のときに手を握ってくださいと指示する
→ 6 1 5 3 1 9 1 1 2 4（十分な声の大きさで）
視覚ASE：先に5枚の絵を見せ（3秒ずつ）、次に異なる
5枚の絵を加えた10枚の絵を順に示し、先の
5枚に含まれるかを問う

8点以上 → せん妄ではない 評価終了

RASS
−3〜+4

Step. 1
RASS
評価

RASS
−4、−5

CAM-ICU
評価不可能

後でRASS
の再評価

0〜7点

【所見4】意識レベルの変化
● RASSより判定可能

RASS ≠ 0 → せん妄である 評価終了

RASS = 0

活発型せん妄
（RASS=+1〜+4）
不活発型せん妄
（RASS=0〜−3）

【所見3】無秩序な思考
● 質問（セットA、Bいずれか）の誤答数で判定
誤答1つ以下なら、指示を行う

（セットA）
1. 石は水に浮くか?
2. 魚は海にいるか?
3. 1グラムは2グラムより
重いか?
4. 釘を打つのにハンマー
を使用してよいか?

（セットB）
1. 葉っぱは水に浮くか?
2. ゾウは海にいるか?
3. 2グラムは1グラムより
重いか?
4. 木を切るのにハンマー
を使用してよいか?

（指示）評価者は患者の前で評価者自身の2本の指を上げて
見せ、同じことをするよう指示する。次に評価者自身の2本
の指を下げた後、患者にもう片方の手で同じこと（2本の指を
上げること）をするよう指示する。

誤答2つ以上
または
指示ができない
→ せん妄である

誤答1つ以下
かつ
指示ができる
→ せん妄ではない 評価終了

古賀雄二．せん妄の評価1）CAM-ICUを使用したせん妄の評価①．看護技術. 57（2），2011，35 より転載

ICDSC

	点 数
このスケールはそれぞれ8時間のシフトすべて、あるいは24時間以内の情報に基づき完成される。 明らかな徴候がある＝1ポイント：アセスメント不能、あるいは徴候がない＝0ポイントで評価する。それぞれの項目のスコアを対応する空欄に0または1で入力する。	

	点　数
1. 意識レベルの変化 （A）反応がないか、（B）何らかの反応を得るために強い刺激を必要とする場合は評価を妨げる重篤な意識障害を示す。もしほとんどの時間（A）昏睡あるいは（B）昏迷状態である場合、ダッシュ（─）を入力し、それ以上評価を行わない。 （C）傾眠あるいは反応までに軽度ないし中等度の刺激が必要な場合は意識レベルの変化を示し、1点である。 （D）覚醒、あるいは、容易に覚醒する睡眠状態は正常を意味し、0点である。 （E）過覚醒は意識レベルの異常と捉え、1点である。	
2. 注意力欠如 会話の理解や指示に従うことが困難。外からの刺激で容易に注意がそらされる。話題を変えることが困難。これらのうちいずれかがあれば1点。	
3. 失見当識 時間、場所、人物の明らかな誤認。これらのうちいずれかがあれば1点。	
4. 幻覚、妄想、精神異常 臨床症状として、幻覚あるいは幻覚から引き起こされていると思われる行動（たとえば、空をつかむような動作）が明らかにある。現実検討能力の総合的な悪化。これらのうちいずれかがあれば1点。	
5. 精神運動的な興奮あるいは遅滞 患者自身あるいはスタッフへの危険を予防するために追加の鎮静薬あるいは身体抑制が必要となるような過活動（たとえば、静脈ラインを抜く、スタッフをたたく）。活動の低下、あるいは臨床上明らかな精神運動遅滞（遅くなる）。これらのうちいずれかがあれば1点。	
6. 不適切な会話あるいは情緒 不適切な、整理されていない、あるいは一貫性のない会話。出来事や状況にそぐわない感情の表出。これらのうちいずれかがあれば1点。	
7. 睡眠／覚醒サイクルの障害 4時間以下の睡眠、あるいは頻回な夜間覚醒（医療スタッフや大きな音で起きた場合の覚醒を含まない）。ほとんど1日中眠っている。これらのうちいずれかがあれば1点。	
8. 症状の変動 上記の徴候あるいは症状が24時間の中で変化する（たとえばその勤務帯から別の勤務帯で異なる）場合は1点。	

（Bergeron, N. et al：Intensive Care Delirium Screening Checklist：evaluation of a new screening tool. Intensive Care Med. 27（5），859-864, 2001. より著者の許可を得て逆翻訳法を使用し翻訳）
翻訳と評価：卯野木健、水谷太郎、櫻本秀明
　　　　　　卯野木健ほか. せん妄の評価3）ICDSCを使用したせん妄の評価. 看護技術. 57（2），2011, 46 より改変、転載

 注目！

● 患者の行動異常・感情変化には、術後合併症の予兆の可能性があります。安易に術後せん妄だと決めつけず全身をもう一度観察し、医師に報告しましょう。
● 緊急入院での消化器系疾患患者はアルコール多飲のケースがあるため、普段の飲酒量（種類）と最終飲酒日を聞いておきましょう。アルコール離脱せん妄リスクも検討する必要があります。
● ベンゾジアゼピン受容体作動薬を6カ月以上継続内服している場合、術前術後に内服できない期間が生じると離脱せん妄を発症する可能性があります。代替薬の処方が出ているか確認しましょう。

🐾 せん妄の薬物療法

第一選択：クエチアピン ← 糖尿病の患者は使用できません。

第二選択：リスペリドン

注意！ 術後絶飲食の期間はハロペリドール注を使用します。
パーキンソン病の方はハロペリドールの使用は禁止なので注意しましょう。

🐾 術後せん妄を発症した影響

- 過活動せん妄では、安静の保持が困難となり、点滴や各種カテーテル・ドレーンの自己抜去、あるいは損傷、創部ドレッシング材の除去による創部保持困難、興奮によるバイタルサインの変動、転倒・転落を引き起こす可能性があります。
- 低活動型せん妄では、抑うつによる離床意欲の低下や食事・飲水摂取が進まないなどがみられます。

注目！
せん妄のタイプにかかわらず、その後の術後経過に大きな影響を及ぼし、患者の予後を左右する問題となる可能性があります。

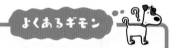

よくあるギモン

せん妄予防内服薬投与はどんなタイミングですればいいの？
ICDSC4点以上、あるいはCAM-ICU陽性の場合に薬剤の投与を検討する必要があります。
表情・感情・行動の変化の兆しを見逃さないようにしましょう。

患者が薬を拒否する場合どうすればいいの？
しつこく勧めず、いったん引きましょう。落ち着いてから再度声をかけ、薬剤使用に関する不安を聞きだします。患者の状態に合わせて投与経路を選択します。

患者が眠れない場合どうすればいいの？
不眠がせん妄の促進因子となるため、医師と術後薬物療法について早めに相談しておきましょう。

補聴器使用の患者への対応はどうすればいいの？
コミュニケーションがとれないと不安や焦燥感が募り、せん妄リスクが上がるため、補聴器を持参するよう説明します。夜間は安眠のため外しておきましょう。

これも覚えておこう！

術後認知機能障害（postoperative cognitive dysfunction；POCD）
POCDとは、麻酔・手術後に生じる脳機能障害のことです。術後に発症し、長時間持続する認知機能の低下と関連しているといわれています。危険因子は高齢であることが一貫して報告されています。発症要因としては全身麻酔・術後の疼痛・手術侵襲によるものと考えられていますが、特定はされていません。POCDは術後患者のADLを大きく低下させ、長期予後悪化につながるとされています。
近年、医療技術の発展により高齢者への手術適応が拡大しています。また平均寿命が延び、自立して生活することができる健康寿命が延びました。65歳以上の高齢者の身体・知的機能は10年前の同年代より上昇し、80歳代の高齢患者でも全身麻酔下の手術ができるようになってきた背景があります。

術後せん妄を予防するために必要なこと

術前訪問における術後入室する HCU/ICU の環境説明

- 当院では ICU/HCU スタッフが術後の環境についてオリエンテーションを行います。
- 術前の訪問で不安なことを聞き出し、解消しておきます。
- 術後装着されるモニター類や各種カテーテル類についても説明します。

ベッド環境の整理

- 酸素マスク・末梢ルート・膀胱留置カテーテル・ドレーン・モニター類を整理し、患者の手が届かないよう固定方法を工夫します。
- 患者の視界に気になるものが入らないようします。
- ナースコールの位置を確認します。
- 術後のベッド位置やマットレスの選択を行います。

入眠できる環境づくり

- 室温・部屋の暗さ・耳栓の使用・安楽な体位を工夫します。
- モニター画面を暗くする、適切なモニターアラーム設定など、明るさや音の調整により、昼夜の区別化を行います。

安心できる看護師との円滑なコミュニケーション

- 患者をいたわる優しい声掛け、静かで落ち着いたトーンでの話しかけを行い、安心・リラックスを促します。
- 簡潔な内容とタッチングを活用した伝え方を心掛け、丁寧に対応します。

不快感の除去

- 術前術後の絶飲食・術中の気管挿管の刺激から口渇や口腔内不快を感じやすくなっているので、うがいや顔拭きの介助、寝具寝衣の調整、安静度に応じた体位変換、胃管・膀胱留置カテーテルなど不快を感じるカテーテル類への説明、フットポンプ・弾性ストッキングの説明などを行い、早期離床を進めていきます。

不安感への十分な対応

- 鎮痛・鎮静をはかり現実認知を促します。
- 時間・日時の認識をもつことができるようコミュニケーションのなかで伝えていきます。
- バイタルサインの数値やドレーン類の排液について、平易な言葉で異常がないことを伝えます。
- 必要時は家族との面会を調整します。

術後疼痛の管理

- 高齢の方は鎮痛薬の使用を渋る方もいますが、安全に使用できることや我慢することでの弊害もあることを説明し、早めに使用することを勧めます。

安全対策

- 患者の安全のため、必要時はベッドを低床にしてベッド柵を増やすことや、身体抑制具の使用、見守りカメラによる監視を行います。

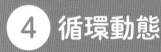

④ 循環動態

全身麻酔下の手術後は、循環動態が不安定になりやすい状態です。
血圧・脈拍だけではなく、輸液量・尿量などの IN-OUT バランスも確認することが必要になってきます。

🐾 手術後の循環血液量の変動

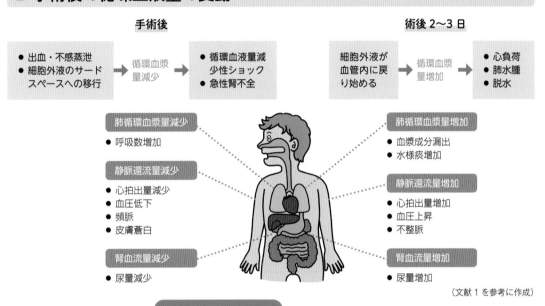

（文献 1 を参考に作成）

■ サードスペース

> 実際に空間が存在するのではなく、水分の血管外漏出の概念として説明されます。

- 手術によって血管壁の破壊や血管の透過性が亢進し、水分が細胞・組織間隙へ移行する状態です。
- サードスペースに貯留した体液は体内にあるにもかかわらず、有効な循環血液量としては使えません。
- 手術侵襲が大きければ大きいほどサードスペースに貯留する水分が増加します。

■ リフィリング（利尿期）

- 侵襲後、24〜72 時間程度で全身状態が回復してくるとサードスペースから血管内に水分が戻ってくる時期のことをいいます。
- この時期になると循環血液量が増加し、尿量が増えます。

 注目！

術後の循環動態の変動や、異常の早期発見には、既往歴や術前の心機能の情報も必要です。

🐾 手術侵襲による心機能への影響 [2)]

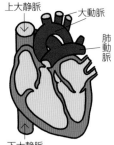

前負荷の変動

心臓に戻ってくる血液量
術中の循環血液量の減少で低下し、血圧低下につながる
代償機能が働いて脈拍数は増加する

上大静脈　大動脈
肺動脈
下大静脈

後負荷の変動

術後は交感神経の亢進などで末梢血管抵抗が高くなり、血圧上昇につながり、心臓の仕事量も増える

心収縮力・心拍出量の変動

心収縮力：麻酔薬の影響で交感神経が抑制され、手術中は低下しているが、術後は循環血液量を戻そうとして心収縮力が増強する
心拍出量：減少した循環血液量を増やすため、術後は増加しやすいが、前負荷が高すぎると逆に減る

▰ 代表的な循環状態の変動による症状

循環状態の変動による症状	原因・要因	観察のポイント	看護ケア
高血圧	疼痛	疼痛状況	疼痛コントロール 降圧薬の投与
低血圧	輸液不足 循環血液量の減少 （前負荷が減少） 後出血（術後48時間） ショック	IN-OUT バランス ドレーンの排液 （量・色調） ヘモグロビン値 ショックの5徴候	輸液負荷 輸血 昇圧薬の投与
不整脈	交感神経の亢進 電解質異常	胸痛の有無 脈拍・意識レベル	12誘導心電図の実施
虚血性心疾患	基礎疾患	胸痛の有無 脈拍・意識レベル	12誘導心電図の実施

ショックの5徴候（5P）

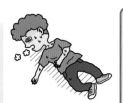

- 皮膚・顔面蒼白（**P**allor）
- 冷や汗（**P**erspiration）
- 虚脱（**P**rostration）
- 脈拍微弱（**P**ulselessness）
- 不十分な促迫呼吸（**P**ulmonary insufficiency）

注意！ ◎ショックの徴候を確認し、医師に報告しましょう！
◎末梢冷感はショックのサイン！
ショックでは、脳・心臓などの重要な臓器への血流を維持するため、交感神経亢進により、末梢血管に代償性の収縮が起こることで、四肢末梢の循環が障害され、冷感を生じます。

静脈血栓塞栓症（venous thromboembolism；VTE）

- 消化器外科手術後は翌日に離床を始めるのが一般的です。
- 離床時には深部静脈に血栓ができる深部静脈血栓症（deep venous thrombosis；DVT）、静脈や心臓内でできた血栓が肺血管を閉塞させる肺血栓塞栓症（pulmonary embolism；PE）に注意が必要です。
- 消化器外科手術を受ける患者は静脈血栓症の危険因子をもっている人が多くいます。

注目！ 血栓症の徴候：片足だけに起こる疼痛・腫脹・発赤・熱感・ホーマンズ徴候（足関節を背屈すると腓腹部に疼痛を生じる）など
採血ではDダイマーが高値になりますが、確定診断のため、追加で下肢エコーや造影CTが施行されることがあります。

注意！ 高齢、長期臥床、悪性疾患、がん化学療法など

❺ 呼吸状態

消化器外科の術後では、全身麻酔の影響や手術侵襲に加え、創部が横隔膜に近いことで深呼吸を妨げ、無気肺や肺炎などの呼吸器合併症が起こりやすいといわれています。術後の回復を遅らせないためにも、早期発見と術後合併症の予防に努める必要があります。

術後の呼吸状態の観察のポイント

呼吸器合併症のリスク

- 手術直後には、さまざまな影響による呼吸障害が起こりやすく、手術後早期からの離床への取り組みが重要となります。
- その後は長期臥床による呼吸器合併症のリスクが高まります。

> **根拠** 術直後から術後1日目くらいには、麻酔や挿管の影響による気道閉塞が起こりやすくなります。

手術直後の呼吸への影響

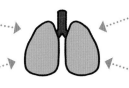

術前からのリスク
- 喫煙歴　● 肥満
- 閉塞性睡眠時無呼吸症候群
- 肺疾患既往　● 心疾患既往

疼痛の影響
→有効な咳嗽ができない
→深呼吸ができない
→離床を妨げる

全身麻酔の影響（術直後）
→呼吸抑制
→舌根沈下
→咽頭痙攣、声門浮腫、咽頭浮腫、反回神経麻痺（挿管チューブによる）
→咳嗽反射の抑制、誤嚥
→気道分泌物の増加、気道粘膜上皮の絨毛運動の低下
→消化管運動の低下、悪心・嘔吐
→シバリングによる酸素需要の増大

- 上気道閉塞
- 換気障害
- 酸素化障害

↓

- 術後呼吸器合併症
  ・無気肺
  ・肺炎
  ・肺水腫、ARDS
  ・肺塞栓症

手術侵襲
→貧血
→体液アンバランス
→炎症反応の亢進
→反回神経麻痺（食道手術）
→長期間仰臥位（体位制限）
→胸帯・腹帯による締め付け

呼吸状態の観察

- 異常の早期発見・合併症予防のため、呼吸回数、呼吸パターン、呼吸音（副雑音・呼吸音の減弱・気管支音化の有無）、胸部X線、SpO$_2$、喀痰状況、嗄声の有無の観察を行います。

>
> **注意！**
> - 聴診は上から下、左右交互に行い、左右差を見ましょう！
> - 特に肺底部に異常が起こりやすいので、背部下葉の聴診が大切です。

🐾 気道確保・排痰・無気肺予防のケア

気道の確保

- 舌根沈下が原因であれば気道確保、痰の貯留が原因であれば排痰援助を行います。
- 緊急性が高い場合は、気管挿管も検討します。

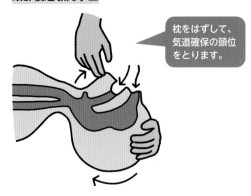

頚部後屈顎先挙上

枕をはずして、気道確保の頭位をとります。

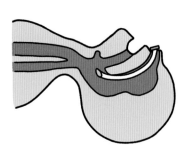

経鼻エアウェイ挿入

適切な酸素療法の実施

- SpO_2 をモニターしながら、目標値を維持できるよう適切な酸素投与方法を選択します。

排痰援助

根拠

- 消化器外科術後は、胸腹部に創部があり疼痛で深呼吸が十分にできないことにより咳嗽が有効に行えません。
- 疼痛コントロールをしっかり行い、体位ドレナージ・ハフィングなどにより痰の喀出を促し、痰が硬い場合はネブライザーによる加湿や薬物療法による痰性状のコントロールを行います。
- 痰の自己喀出ができない場合は吸引を行います。

痰性状の調整

- 脱水の是正
- 去痰薬（ネブライザーや静脈注射）
- 適切な酸素療法の実施（加湿器の併用、HFNCの使用など）
※ HFNC：高流量鼻カニュラ酸素療法

体位ドレナージ
痰が貯留している部位を上にするような体位を15～20分とり、重力で痰を移動させる

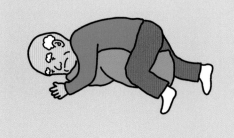

ハフィング
創部を枕などで上から覆って支え、大きく息を吸った後に口を開けて「ハーハー」「ハッハッ」と息を吐くことで、痰をのどまで動かし最後に普通の咳をする

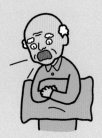

🔲 無気肺予防のケア

体位管理

- 術直後から禁忌がない場合は体位変換を行います。
- 術翌日からは側臥位・腹臥位による背面開放や、リハビリテーションの開始・実施基準などを目安にして端坐位・立位・歩行を促します。
- 早期離床が術後肺合併症予防に最も有効です。

根拠 術後は仰臥位での臥床による背面の無気肺が起こりやすく、特に左下葉が心臓の重みを受けてつぶれやすくなります。

呼吸法 以下の方法で深呼吸を促します。

口すぼめ呼吸	腹式呼吸	インセンティブ・スパイロメーター
吐くときに口をすぼめて呼気を長くし吐き切ることで、次の吸気を深くできる ● 吹き流し ● 呼気訓練	吸気のときに腹部が上がり、呼気時に腹部が下がることを手を腹部に当てて意識させることで、深呼吸を促す	最大吸気の維持を促す吸気筋トレーニング

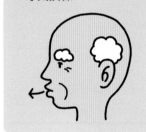

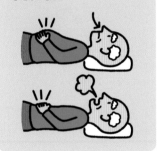

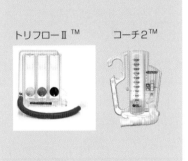

トリフローⅡ™　　コーチ2™

画像提供：メドライン・ジャパン合同会社（左）／スミスメディカル・ジャパン株式会社（右）

🔲 肺炎予防のケア

口腔ケアの継続

- 術後の禁食期間は口腔内環境が汚染しやすく、唾液の垂れ込みによる誤嚥性肺炎を予防するためにも口腔ケアを確実に行います。

嚥下状態の評価（誤嚥リスクの評価）

- 特に食道手術後は反回神経麻痺による誤嚥を起こしやすくなるため、経口摂取は嚥下状態を慎重に評価しながら進めます。

早期離床、体位管理

- 頭部挙上で吐物や唾液の垂れ込みによる誤嚥を防ぎます。

悪心・嘔吐のコントロール

- 嘔吐による誤嚥・肺炎を防ぐため、制吐薬の使用（禁忌の場合を除く）や排便コントロールを行います。

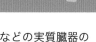
消化器外科は、食道・胃・小腸・大腸などの消化管や、肝臓・胆道・膵臓・脾臓などの実質臓器の疾患を対象とした外科です。消化器外科手術後の腹部の観察のポイントは、①腹部全体の観察とアセスメントを行うこと、②術後合併症の早期発見です。

消化器外科手術後に起こりやすい腹部の合併症について知っておこう！

消化器外科手術後に起こりやすい腹部の合併症

☑ 術後出血
☑ 腸閉塞
☑ 腹腔内膿瘍（縫合不全）

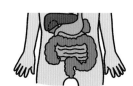

● 術後の合併症は、①脈管のシーリング不良による出血、リンパ漏、消化液漏出、②細菌のコントロール不良による感染症（SSI）、③過剰な手術侵襲による生体反応の異常によるものです。

注目！
手術では手術操作で血管やリンパ管などの組織を切離し、処理をしながら進めていきます。手術中の止血が不完全であったり、血管の処理が不十分であることにより起こる現象をシーリング不良といいます。

手術の後にどのような合併症が起こりやすいかを知っておくことで、ポイントを絞った観察ができます。
解剖学的な臓器の位置だけでなく、術式についても理解を深めておくと、よりイメージしやすくなるので GOOD！

消化器外科手術の腹部の合併症はいつ起こる？

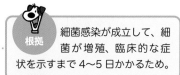

● シーリング不良による術後出血、リンパ漏、消化液漏出の多くは、術直後～術後 2～3 日目に発症します。

根拠 細菌感染が成立して、細菌が増殖、臨床的な症状を示すまで 4～5 日かかるため。

● 感染性合併症や SSI は、術後 4～5 日目に生じることが多いです。
● 食物の通過障害や腸閉塞などの機能的な合併症は、術後 4～5 日目（場合によっては術後 7 日目以降）に多く発症します。

根拠 食事開始により有症状となることが多いため。

消化器外科手術の後に起こりやすい腹部合併症の発症時期

	術後							
	1 日	2 日	3 日	4 日	5 日	6 日	7 日	8 日以降
手術日	術後出血			感染症・SSI				
				食物の通過障害・腸閉塞				
		リンパ漏・消化液漏出						

🐾 実際に腹部全体のフィジカルアセスメントをやってみよう！

- 腹部には複数の臓器があるため、体表区分を目安に各臓器の位置を常にイメージしながら、フィジカルアセスメントを行いましょう。
- 消化器外科手術後の患者は、触診などで痛みを感じる可能性があります。
- 順番としては、「視診→聴診→打診→触診」の順で観察を進めていきます。

根拠 聴診の前に打診や触診を行うと、打診や触診の刺激が腸蠕動に影響してしまいます。
触診は患者に苦痛をもたらし、その後のアセスメントを正確に行うことができなくなる可能性があるため最後に行います。

注目！
正確に情報を得るためにも、観察を行う順序を守ることが重要です。
腹部合併症の発症時期を念頭に置きながら、異常な所見がないかも観察することが重要です。

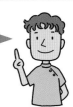
診察の前には、患者に診察の目的・方法を説明し、同意を得ましょう。

1 視診・問診

- まず視診を行い、腹部全体の外観に異常がないかを確認します。
- 患者の創部痛に配慮しながら、問診にて自覚症状として腹部症状がないかも確認します。

➡ 【視診】腹部の膨満と部位、腹壁の緊張の有無、創部の発赤や腫脹の有無
【問診】創部痛の有無と程度、腹部の疼痛と部位・程度、腹部の膨満感の有無と程度、悪心の有無など

2 聴診

- 打診と触診の前に、聴診で腸管の動きや腹部の異常がないかを確認します。

➡ 腸蠕動音の有無・頻度・程度・性状、異常音の有無

3 打診

- 次に打診で、腸管内の内容物や腫瘤の有無など腹部内部に異常がないかを確認します。

➡ 鼓音・濁音の聴き分けとその部位、疼痛の有無

4 触診

- さらに触診で、これまでに得られた情報をもとに、腹部内部に異常がないかを詳しく確認します。

➡ 腹壁の状態や緊張度、圧痛の有無・程度・部位、腫瘤の有無・位置や大きさ・形状・硬さ・可動性など

注目！
術後出血は術直後から術後3日目にみられます。
経時的に観察し、時間とともに腹部の膨満がみられるようであれば術後出血が起こっている可能性もあるため、**ドレーン排液の性状**にも注意しましょう。

注目！
術後は**麻酔の影響で腸蠕動が低下**しています。
術直後からリハビリテーションを実施しながら、術後4日目以降になっても**腸蠕動音が聴取されない**、**減弱している、金属音が聴取される**場合は、**腸閉塞**となっていることも疑う必要があります。

注目！
● **鼓音**：太鼓を叩くようなポンポンという音が特徴的です。
ガスを含んだ音であるため、腸内のガスの滞留＝**腸蠕動が不良**であることも考えられます。
● **濁音**：ダンダン、ドンドンといった鈍い音が特徴的です。
便の滞留や腹水の貯留の可能性があります。

注目！
腹腔臓器の炎症や縫合不全による穿孔を起こしている場合、**腹膜刺激症状**を呈することがあります。
筋性防御、反跳痛について観察するとともに、炎症反応の有無など**血液データ**などについても情報収集する必要があります。
穿孔から**腹膜炎**を起こしている場合は、**緊急で再手術**となることもあるため、いち早く観察しアセスメントしていきましょう。

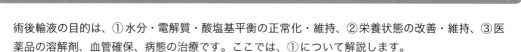

⑦ 輸液

術後輸液の目的は、①水分・電解質・酸塩基平衡の正常化・維持、②栄養状態の改善・維持、③医薬品の溶解剤、血管確保、病態の治療です。ここでは、①について解説します。

🐾 輸液の基本

📘 体液分布

成人男性の水分量

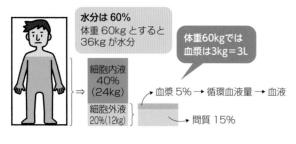

水分は**60%**
体重 60kg とすると
36kg が水分

体重60kgでは血漿は3kg＝3L

細胞内液
40%
（24kg）→ 血漿 5% → 循環血液量 → 血液

細胞外液
20%(12kg) → 間質 15%

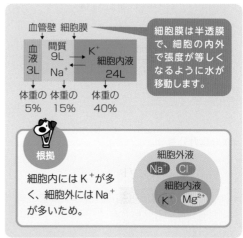

血管壁 細胞膜

細胞膜は半透膜で、細胞の内外で張度が等しくなるように水が移動します。

血液 3L	間質 9L	K⁺
	Na⁺	細胞内液 24L

体重の 5% / 体重の 15% / 体重の 40%

根拠

細胞内には K⁺ が多く、細胞外には Na⁺ が多いため。

細胞外液 Na^+ Cl^-
細胞内液 K^+ Mg^{2+}

年齢・体型と体液区分（体重における割合）

（%）	新生児	乳児	小児	成人男性	成人女性	高齢者	肥満体型
細胞内液	40	40	35	40	30	35	25
細胞外液	40	30	30	20	25	15	25
総体液量	80	70	65	60	55	50	50

（文献 1 より転載）

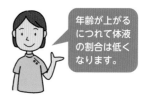

年齢が上がるにつれて体液の割合は低くなります。

📘 輸液の種類

細胞外液補充液（酢酸リンゲル液、乳酸リンゲル液など）
- 出血や低張性脱水、感染、外傷などで細胞外液が減少した時に使用します。
- 血管内には、1/3〜1/4 程度とどまり、残りは間質（サードスペース）へ移行します。
- ナトリウム（Na⁺）が130mEq/L 含まれています。
- 過剰な投与はむくみの原因となります。

維持液（3号液）
- 生体を維持するのに、必要な電解質をバランスよく含んでいます。
- 通常、2,000mL の点滴で成人 1 日分の水分と電解質をまかなうことができます。ただし、エネルギー源は糖質のみなので、長期の輸液には向きません。
- カリウムが含まれているので、高カリウム血症の患者には注意が必要です。

水分輸液剤（5％ブドウ糖液）
- 血液と同じ浸透圧になるようにブドウ糖が加えてあります。
- 自由水となり、細胞膜を自由に通過して、細胞内外に均等に分布します。

● 電解質は一切含まれていません。

開始液（1号液）

● 生理食塩液と5％ブドウ糖を半分ずつで混ぜたものです。
● カリウム（K$^+$）が含まれていません。

輸液の種類と特徴

薬剤名		特徴・ケアに役立つポイント
等張電解質輸液	生理食塩液（生食）	0.9％食塩水、Na$^+$154mEq/L、Cl$^-$ 154mEq/L
	乳酸／酢酸／重炭酸リンゲル液	生食のCl$^-$の一部を乳酸、酢酸、重炭酸イオンで置き換えたもの
低張電解質輸液	1号液　開始液	生食を5％ブドウ糖で1/2希釈したもの
	2号液　脱水補正液	生食を5％ブドウ糖で1/3希釈したもの
	3号液　維持液	生食を5％ブドウ糖で1/4希釈、Kを20 mEq/L追加したもの
	4号液　術後回復液	生食を5％ブドウ糖で1/5希釈したもの
5％ブドウ糖液		ブドウ糖を蒸留水に溶かしたもの（500mL中25g = 100kcal）
アミノ酸加輸液		3号液にアミノ酸を追加したもので、末梢静脈からの投与が可能

（文献2を参考に作成）

輸液の体内分布

60kgの男性に、5％ブドウ糖液500mLを投与すると？

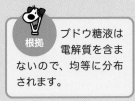

41.5mL	125mL	333.5mL
血液 3L	Na$^+$ 間質 9L	K$^+$ 細胞内液 24L

5 : 15 : 40

根拠　ブドウ糖液は電解質を含まないので、均等に分布されます。

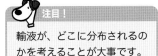

注目！
輸液が、どこに分布されるのかを考えることが大事です。

60kgの男性に、生理食塩液500mLを投与すると？

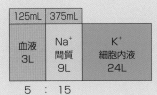

125mL	375mL	
血液 3L	Na$^+$ 間質 9L	K$^+$ 細胞内液 24L

5 : 15

根拠　Na$^+$は細胞内に分布しないので、細胞外液に残ります。血管壁は通過するので、血液と間質に均等に分布します。

生理食塩液とは、0.9％の食塩液（1Lの中には9gのNaCl）であり、
● Na$^+$ 154mEq/L
● Cl$^-$ 154mEq/L
を含んでいます。

● 細胞外液補充液（生理食塩液や、乳酸リンゲル液など）は、0kcalです。
● 1号液で104kcal/L、3号液で172kcal/Lで、栄養素は糖質のみです。

注意！　長期間の絶食の場合には、中心静脈栄養が必要になります。

🐾 術後の輸液

- 術後の患者さんでは、循環血液量の保持（血管内のボリュームを保つこと）を目標とします。
- 手術の侵襲で、血管の外に水分をため込み、血管の中は脱水傾向になります。そのため、腎臓の血流量が低下し、尿量が減少します。炎症期と呼ばれ、術後1〜2日続きます。侵襲の大きな手術ほどこの期間が長くなります。
- その後は、回復期（リフィリング期）になり、尿量が増えて、体液量が適切に維持されます。
- 術後3〜4日で、体液量は正常になります。

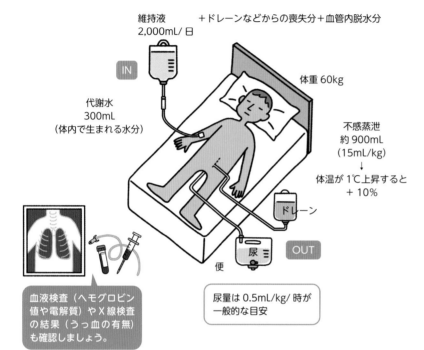

維持液
2,000mL/日

＋ドレーンなどからの喪失分＋血管内脱水分

IN

代謝水
300mL
（体内で生まれる水分）

体重60kg

不感蒸泄
約900mL
（15mL/kg）

体温が1℃上昇すると
＋10%

ドレーン

尿

OUT

便

血液検査（ヘモグロビン値や電解質）やX線検査の結果（うっ血の有無）も確認しましょう。

尿量は0.5mL/kg/時が一般的な目安

- 侵襲がない時（維持液）、1日に必要な水分量は約30〜40mL/kgです。
- 手術後の水分バランスを評価するには、毎日の体重測定をしましょう。

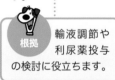

根拠　輸液調節や利尿薬投与の検討に役立ちます。

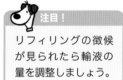

注目！
リフィリングの徴候が見られたら輸液の量を調整しましょう。

注意！　年齢や体格によっても、必要な水分量は違います。
心機能が悪い患者さんでは、輸液により呼吸状態が悪化することもあります。
IN-OUTの観察やフィジカルアセスメントをしながら、状態の変化に気づけるようにしましょう。

これも覚えておこう！

ERAS® プログラムにおける輸液の考え方
ERAS® プログラムでは、過剰な輸液やNa負荷を避けることが推奨されています。過剰な輸液で、臓器障害が引き起こされる可能性もあります。輸液が少ない方が予後がよくなるという報告があります。循環血液量が不足しないようにしながらも、できるだけ輸液を少なくする流れになってきています。（p.13参照）

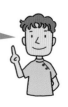

術後の患者さんにどれくらいの輸液をすればよいのかの絶対的な正解はありません。
常に、患者さんを見ながら判断していくことが大切です。

❽ ドレーン管理

術後の感染コントロールや減圧目的で、血液や膿、浸出液などを体外に排出することをドレナージと呼びます。常に術後合併症が起こった場合を想定し、仮に術後合併症が起こっても、早期発見・早期対応ができるようドレーン管理を行うことが重要です。

🐾 ドレーンの目的

- ドレナージの目的は大きく予防・情報・治療の 3 つに分けることができます。
- 1 つのドレーンに目的が複数存在することも多いので、患者に留置されているドレーンにどういった目的があるのか理解しましょう。

予防的ドレナージ

- 術後に予想される液体の貯留を除去し、感染や合併症を予防する目的で行われます。
（例：皮下ドレーンによる死腔形成の予防など）

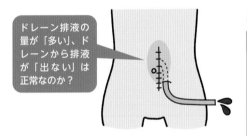

ドレーン排液の量が「多い」、ドレーンから排液が「出ない」は正常なのか？

予防的ドレナージの利点と欠点

利点	欠点
● 術後出血が早期に発見できる ● 体液の貯留を予防することで、感染を防止できる ● 縫合不全や感染が生じた場合、情報的ドレナージとなり、治療的ドレナージとなって再手術を回避することができる	● 逆行性感染の可能性がある ● ドレーン刺入部や排液口の清潔管理が必要となる ● 疼痛を伴う場合がある ● 臓器を圧迫・損傷する場合がある ● 体液を喪失する

（文献 1 を参考に作成）

情報ドレナージ

- 術後合併症（出血や膵液瘻、胆汁漏など）を早期に発見する目的で行われます。
（例：吻合部ドレーンによる術後出血の早期発見など）

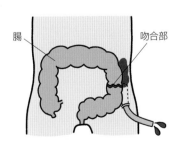

腸　　　吻合部

☑ 排液が血性だったり、消化液や便は出ていないか？

治療的ドレナージ

- 腹腔内膿瘍など、体内に貯留した液体を排出する目的で行われます。
（例：腹腔内膿瘍に対する排膿目的、気胸に対する陰圧の維持で肺をふくらませる治療など）

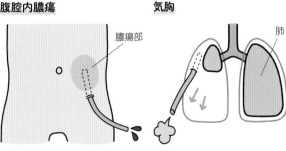

腹腔内膿瘍　　　気胸

膿瘍部　　　肺

☑ ドレナージの対象とするものはしっかり出ているか？

🐾 ドレナージのしくみ

- ドレナージのしくみは、陰圧をかけて強制的にドレナージを促す「能動的ドレナージ」か、陰圧をかけることなく自然に働く力を利用してドレナージを行う「受動的ドレナージ」の2つに分けることができます。

能動的ドレナージ

- 能動的ドレナージは、電動式の吸引器や吸引機能が備わったドレーン・排液バッグに接続し、陰圧をかけることで強制的に排液する方法です。
- 機械で陰圧をかけるものもあれば、バネやバルーンの力を使うこともあります。
- 持続的に陰圧をかけることを「低圧持続吸引」といいます。

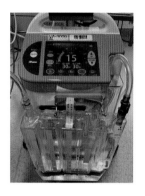 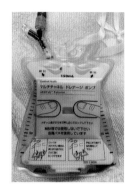 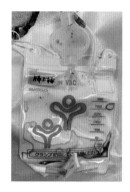 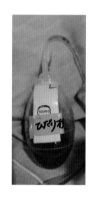

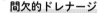
吸引間隔による分類

持続的ドレナージ

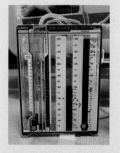

胸腔ドレーンなど、休止することなく陰圧をかけ続ける方法のこと。

間欠的ドレナージ

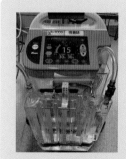

イレウス管など、陰圧の吸引時間・休止時間を設定することで間欠的に陰圧をかける方法のこと。
長時間吸引をしたい場合は間欠的ドレナージを選択します。

根拠　一気に吸引するとドレーンが周囲の臓器に張り付き、ドレナージ不良を起こすことがあるため。

受動的ドレナージ

- 受動的ドレナージは、毛細血管現象やサイフォンの原理、大気圧の圧較差、体位ドレナージなどを利用する方法です。
- ドレーン刺入部より排液バッグの位置を低くするほど圧較差が大きくなり、ドレナージ効果が高くなります。

注意！　排液バッグがドレーン刺入部より高くなると、ドレーン内の排液が体腔に逆流してしまい、逆行性感染の原因になることがあります。

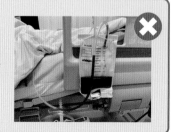

🐾 ドレーンの排液方法による分類と種類

- ドレーンは、排液方法によって「閉鎖式」「半閉鎖式」「開放式」の 3 つに分けることができます。
- 排液方法は、ドレナージの目的や留置部位によって選択されます。
- ドレーンの素材や種類もさまざまで、それぞれの目的に合ったものが選択されます。

排液方法によるドレナージの分類

> 安全ピンを取り付けて、ドレーンの脱落や迷入を防いでいます。

	閉鎖式	半閉鎖式	開放式
種類			
方法	● ドレーンの一端を貯留用のドレーンバッグにつないで陰圧をかけて排液を促す（能動的）	● 開放式ドレーンにパウチを装着（受動的）	● ドレーンの一端は切離開放 ● フィルム型ドレーンを使用（受動的）
利点	● 逆行性感染のリスクが低い ● ドレナージ圧を調整しやすい ● 排液量の計測・採取が容易である ● 排液の性状を細かく観察しやすい	● ドレナージ効果が大きい	● ドレナージ効果が大きい
欠点	● 体動が制限される	● パウチ管理が困難	● 逆行性感染のリスクが高い

（文献 1 を参考に作成）

ドレーンの種類

種類（材質）	利点	欠点
フィルム型： ペンローズやフィルムなど 	● 柔らかく挿入部の違和感や組織障害が少ない ● ドレナージに優れる ● 屈曲しても排液可能	● ドレーン先端が動きやすく位置が安定せず、閉塞する可能性がある ● 粘稠性の高い排液には不向き ● ドレーン入れ替えが困難 ● 洗浄困難
チューブ型： デュープルやプリーツなど 	● 形状が安定している ● 洗浄可能 ● 粘稠性の高い排液もドレナージ可能 ● 入れ替え容易	● 材質が硬く組織損傷の可能性がある ● 側孔に組織が絡みつき抜去が困難になることもある
マルチスリット型 	● 持続吸引可能 ● 組織を巻き込みにくい	● 粘稠性の高い排液で閉塞する可能性がある
サンプ型： 2 腔や 3 腔、マルチドレーンなど 	● 内腔が閉塞しにくい ● 粘稠性の高い排液でもドレナージ可能	● 空気が逆流し逆行性感染の危険性がある ● 材質が硬く組織損傷の可能性がある

（文献 2 を参考に作成）

🐾 ドレーン管理のポイント

■ 消化器外科術後の留置ドレーンの種類と把握

- 消化器外科の術操作は、頚部から胸腔、腹腔までさまざまな場所を術中操作します。そのため留置されているドレーンの場所もさまざまです。
- それぞれのドレーンがどこに、どのような目的で留置されているのか、それぞれのドレーンの正常・異常はどのようなものか、術式や種類によって確認しておく必要があります。

消化器外科術後の主なドレーンの留置部位

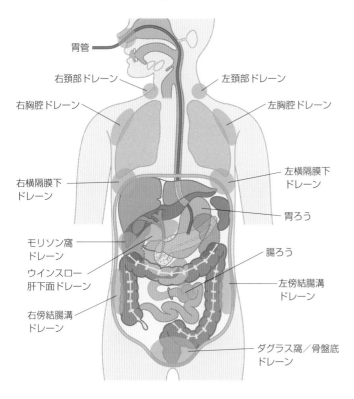

胃管
右頚部ドレーン
左頚部ドレーン
右胸腔ドレーン
左胸腔ドレーン
右横隔膜下ドレーン
左横隔膜下ドレーン
胃ろう
モリソン窩ドレーン
腸ろう
ウインスロー肝下面ドレーン
左傍結腸溝ドレーン
右傍結腸溝ドレーン
ダグラス窩／骨盤底ドレーン

※図以外にも、術式によってさまざまなドレーンが留置されます（例：膵上・下縁ドレーン、膵管チューブ、胆管空腸吻合部ドレーン、皮下ドレーンなど）。

注意！ ◎どれがどのドレーンか把握！

ドレーンを確認する場合、見た目が同じ方向でもドレーンの先端は手術によって異なります。そのため、ドレーンが留置されている場合は、手術が終わったらすぐに挿入部位を排液バッグやテープに記載し、留置部位を表示することが重要です。ドレーンがどこに入っているかわからなくなってしまうと、排液量や性状といった情報を誤ってしまう可能性があり、また抜去するドレーンを間違えるなどの重大事故につながってしまいます。

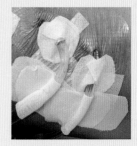
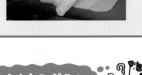

よくあるギモン

皮下ドレーンは何のために入れるの？[3]
消化器外科術後に皮下ドレーンを留置することで、術後の SSI が有意に低下したという症例報告があります。しかし、実臨床で皮下ドレーンの普及率がそれほど高くないことや、適応症例や使用法に関する検討が十分とは言えないことから、明確な推奨には至っていません。

ドレーン抜去の基準はあるの？[4]
ドレーンの抜去時期は目的によって異なります。そのため、CDC ガイドラインなどにも明確な基準は明記されていません。しかし、ドレーンの留置期間が長くなればなるほど逆行性感染のリスクが上昇するため、術後早期の抜去が推奨されています。
主に消化管吻合を伴う手術の場合は、縫合不全がないこと、肝切除の場合は胆汁漏がないこと、膵切除の場合は膵液瘻がないことを確認して抜去を行います。

🐾 ドレーン挿入患者の観察のポイント

1 排液の観察を行う

- ドレーンの排液量や性状は、それぞれの手術やドレーンの位置によって異なります。
- 各ドレーンの役割と、留置されているドレーンの排液量や性状について理解することが大切です。
- 排液の「量」「性状」「臭気」などを定期的に観察し、正常の経過から逸脱した状態でないことを確認します。
- もしドレーンの状態に異常がみられた場合は、排液の観察とともに全身状態の観察も行い、緊急時に備える必要があります。
- 腹腔内に留置されているドレーンの場合、多くは術直後は「血性」もしくは「淡血性」、術後1日目から「淡血性→淡々血性→漿液性」へと変化していきます。
- 排液量は1日100〜300mL程度から漸減していくのが一般経過です。
- 胆汁は黄金色、膵液は透明であることが正常です。

正常なドレーン排液の変化

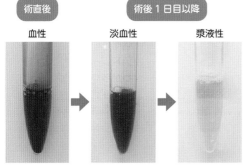

術直後		術後1日目以降
血性	淡血性	漿液性

（写真：文献5より転載）

異常なドレーン排液の色と原因（例）

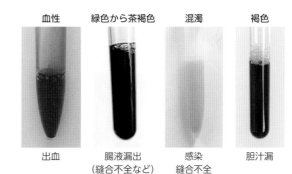

血性	緑色から茶褐色	混濁	褐色
出血	腸液漏出（縫合不全など）	感染縫合不全	胆汁漏

（写真：文献5、6より転載）

注意！

◎**術後出血？！**
いきなりドレーンが血性に変化したり、ドレーン排液の量が増えたら（主に1時間で50〜100mL以上）術後出血を疑います。経時的な排液量や性状の変化に加え、全身状態や腹部症状、意識レベルの確認、検査データ（Hb、Htなど）と併せて観察し、すぐに医師に報告しましょう。

◎**感染？！**
ドレーンの排液に膿や浮遊物、混濁などがみられた場合は、感染の可能性があります。ドレーン刺入部に加え、全身状態や腹部症状、検査データと併せて観察し医師に報告しましょう。

◎**縫合不全？！**
ドレーンの排液に消化液や便汁がみられた場合は、縫合不全の可能性があります。全身状態や腹部症状、検査データと併せて観察し医師へ報告しましょう。食事開始後にも注意が必要です。

◎**胆汁漏？！膵液瘻？！乳び漏？！**
ドレーンの排液が濃黄色・濃緑色では胆汁漏を、ワインレッド色なら膵液瘻を疑います。全身状態や腹部症状、検査データ（穿刺液や血清アミラーゼ値、ビリルビン値など）と併せて観察し医師へ報告しましょう。乳び色に変化した場合は乳び漏を疑います。

(p.80、139参照)

注目！

効果的なドレナージ

効果的にドレナージを行うためには、ドレーンがしっかりと開通しているか（閉塞していないか）が重要です。ドレーン閉塞の原因には、**血性排液や凝血塊（コアグラ）**、フィブリンなどによる内腔の閉塞、臓器などの吸着に加え、**ドレーンの屈曲や圧迫、クレンメや三方活栓の操作ミス**などがあります。ドレーンが確実に開通し適切にドレナージできているか、適宜観察しましょう。

低圧持続ドレナージの排液の破棄

- 適宜排液を破棄する必要があります。
- 頻回な排液バッグの破棄は感染リスクを増加させてしまうので、患者の状態に合わせて確認の頻度を決めましょう。
- 排液の破棄時は標準予防策にて清潔操作で行いましょう。

根拠 排液バッグ内やドレーン内の排液が多くなるにつれて陰圧が低下するため。

自然圧ドレナージの排液の破棄

- 破棄時には排液口の先端がカップなどに接触しないように注意しましょう。
- 排液バッグは刺入部より上に持ち上げずに排液を破棄しましょう。

根拠 逆行性感染防止のため。

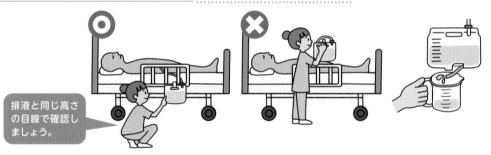

排液と同じ高さの目線で確認しましょう。

2 ドレーンが屈曲・閉塞していないか確認する

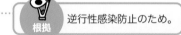

- ドレーンの閉塞を予防するためには、ドレーンがしっかり開通しているか確認し、排液を促す（ミルキングや体位変換、効果的な固定）ことや屈曲を防ぐ管理を行うことが重要です。

よくあるギモン

ミルキングはどんなドレーンに行ってもいいの？
ミルキングを行うとドレーン先端は少なからず圧がかかります。細いチューブや破損しやすいチューブでは注意が必要なので、判断に迷う時は担当医へ確認しましょう。

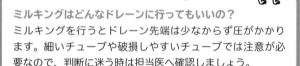

注意！

◎ドレーンの排液量が急に減少
ドレーンの屈曲や閉塞だけでなく、逸脱や、刺入部・接続部からの脇漏れの可能性があります。刺入部からドレーンをたどりそれぞれ対応し、必要であれば医師へ報告しましょう。

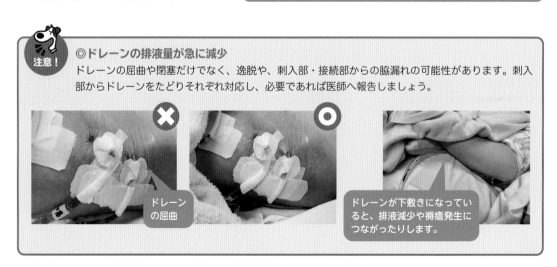

ドレーンの屈曲

ドレーンが下敷きになっていると、排液減少や褥瘡発生につながったりします。

3 ドレーンの固定や位置は適切か確認する

- 効果的なドレナージを行うには、排液のうっ滞を予防することが大切です。
- ドレーンがたるんで排液が低い位置から高い位置に向かうようになると陽圧がかかり、排液のうっ滞を引き起こします。
- ドレーンにたるみがないように注意しましょう。

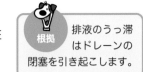

根拠 排液のうっ滞はドレーンの閉塞を引き起こします。

☑ ドレーンがたるんでいないか？

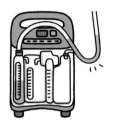

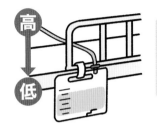

☑ ドレーンは高い位置から低い位置に向かって流れるように固定できているか？

注意！ ドレーンの固定が緩かったり、また極度に張った状態で固定されていると、誤抜去や脱落、迷入、ドレナージ不良などを引き起こしてしまいます。またドレーン刺入部の皮膚損傷も引き起こしてしまう可能性もあります。ドレーンの固定は適切に行いましょう。

☑ 刺入部は引っ張られていないか？
☑ 抜けかかっていないか？

☑ テープは2カ所で固定されているか？

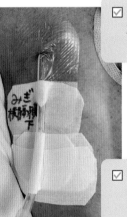

☑ テープは十分な長さであるか？

☑ テープがはがれにくいように角が丸くなっているか？

☑ テープ貼付部位の皮膚は汚染されていないか（固定前に皮膚を清潔にしているか）？

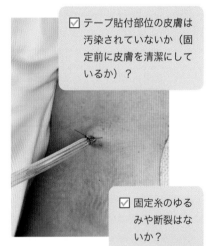

☑ 固定糸のゆるみや断裂はないか？

☑ 創部ドレーンで安全ピンを使用している場合、創部とピンが垂直になっているか？

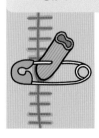

☑ 場合によってはタイガンなどを利用して強固に固定されているか？

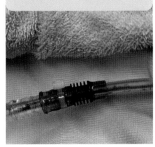

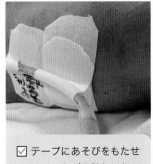

☑ テープにあそびをもたせているか（Ω貼りになっているか）？

④ ドレーンの刺入部に感染徴候がないか確認する

- ドレーン刺入部の発赤は、皮膚から異物が挿入されていることによる正常反応としてよくみられます。
- **発赤や疼痛が強い場合、熱感や腫脹、排膿を伴う場合は刺入部からの感染を疑います。**
- ドレーン刺入部は毎日定期的に観察し、刺入部の早期感染を予防しましょう。

> **根拠** 刺入部からの感染を来すと、疼痛により離床の妨げになったり、皮下膿瘍の形成や逆行性感染の原因となり、全身状態の悪化につながります。

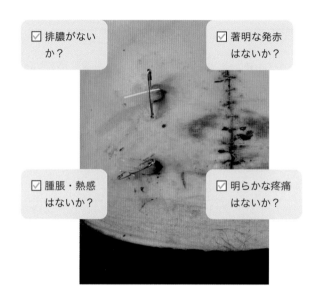

☑ 排膿がないか？

☑ 著明な発赤はないか？

☑ 腫脹・熱感はないか？

☑ 明らかな疼痛はないか？

⑤ 患者にドレーンについて説明する

- 術後ドレーンやチューブが挿入された場合、ドレーン類が留置されていることを患者にしっかりと説明しましょう。
- 患者に説明し理解してもらうことで、ドレーンの事故抜去や先端・位置のずれ予防、ドレーンの刺入部感染の早期発見につながります。

> **注目！** 説明する際に、移動時や清潔ケア時に注意してほしいこと、一度抜けてしまうと再挿入ができなくなってしまう可能性もあることも併せて説明し、患者への指導を行っていきましょう。

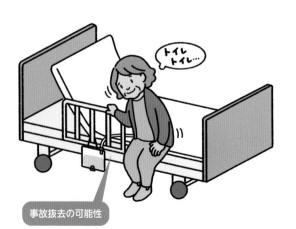

トイレ トイレ…

事故抜去の可能性

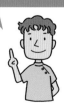

> 消化器外科のドレーン排液には、便や消化液が混ざることも少なくありません。このようなドレーンをつけて病棟内を歩くことも多々あります。匂いや見た目も考えて、ドレーンにカバーをかけたり排液バッグに収納するなど、患者さんへの配慮をしましょう。

❾ 創の管理

消化器外科手術後には術式によって違う創ができます。創部の異常の早期発見のために、観察を行っていくことが重要です。

🐾 術式による創の違い

ロボット支援下低位前方切除術

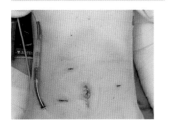

腹腔鏡下胆嚢摘出術

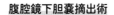
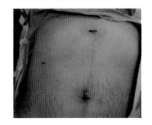

開腹結腸切除術

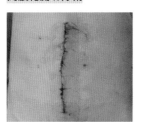

🐾 術後創の治癒過程

- 手術創（縫合創）の表皮においては、表皮細胞が創縁から増殖し、再生が起こります。
- 通常の縫合創では 48 時間程度で創縁が接着します。
- 真皮より深層は、出血・凝固期、炎症期、増殖期、成熟期を経て治癒します。

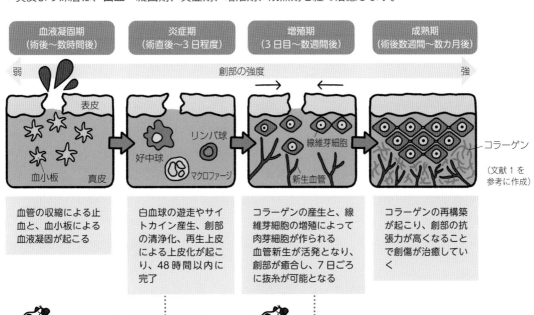

血液凝固期 （術後〜数時間後）	炎症期 （術直後〜3日程度）	増殖期 （3日目〜数週間後）	成熟期 （術後数週間〜数カ月後）

弱 ← 創部の強度 → 強

表皮 / リンパ球 / 線維芽細胞 / コラーゲン
好中球 / マクロファージ / 新生血管
血小板 / 真皮

（文献1を参考に作成）

血管の収縮による止血と、血小板による血液凝固が起こる	白血球の遊走やサイトカイン産生、創部の清浄化、再生上皮による上皮化が起こり、48時間以内に完了	コラーゲンの産生と、線維芽細胞の増殖によって肉芽細胞が作られる 血管新生が活発となり、創部が癒合し、7日ごろに抜糸が可能となる	コラーゲンの再構築が起こり、創部の抗張力が高くなることで創傷が治癒していく

注意！ これらの時期には、不十分な止血や縫合、急激な血圧上昇が原因で術後出血が起こる可能性があるため、注意が必要です。

注意！ 高齢者、低栄養、糖尿病の既往などがある患者はこの時期に創部の癒合がうまく進まず、創部感染を引き起こす可能性があります。感染の4徴候（発赤、熱感、疼痛、腫脹）の有無を観察しましょう。

🐾 術後創の管理

術後創部に用いるドレッシング材

- 術後創の治癒には、ある程度の浸出液をコントロールでき、湿潤環境を保てる被覆材が望まれます。

術後創に貼付するドレッシング材

タイプ（主材料）	特徴
ポリウレタンフィルム	● 粘着面のある透明のフィルムからできている ● 密閉性もあるが、水分の蒸散性もある ● 浸出液が多い創には不向き
フォーム材とポリウレタンフィルム	● 吸水性のあるフォーム材の周囲がポリウレタンフィルムドレッシングからできている ● 浸出液がやや多い創に適応
ハイドロコロイド	● 親水性コロイドが含まれている ● 静菌作用がある ● 浸出液がやや多い創に適応

開腹術後正中創

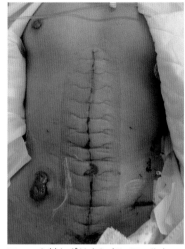

フォーム材とポリウレタンフィルム
ロイコメドC（テルモ株式会社）

術後創部のドレッシング材の交換

- 術直後の創傷では、2〜3日間はドレッシング材を貼付したままとします。
- 術後48時間を経過した後、創傷被覆材をはがします。

 根拠 頻繁なドレッシング材の交換は、表皮細胞の増殖や進展を妨げる可能性があります。

ドレッシング材剝離後

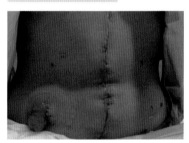

術後創部処置方法

必要物品

- せっけん ● 微温湯（シャワー）
- 吸収パッド（洗浄液を吸収するもの）
- ガーゼ ● 手袋 ● エプロン ● ごみ袋
- 処置後に貼付するドレッシング材

 注目！

術後3日ごろを過ぎると炎症期が終わるため浸出液が減少します。浸出液がなければ何も貼付しない、またはポリウレタンフィルムを貼付し摩擦刺激を避けます。
浸出液が続く場合は、その量や性状が観察しやすいようにガーゼ保護や吸水性のあるドレッシング材を貼付します。

手順

① 患者に合わせたスタンダードプリコーションを実施する
② 患者に創部の処置を行うことを説明する
③ 処置しやすい体位を整える（苦痛を増強させていないか確認）
④ 腹部を露出し、洗浄液を受け止めるパッドを敷く
⑤ 貼付されているドレッシング材をはがす
⑥ せっけんをよく泡立て、創周囲を洗浄し微温湯で洗い流す
⑦ 創部の水分をガーゼで押し拭きする
⑧ 創部の状態にあったドレッシング材を貼付する。

テープは90°以上の角度にし、皮膚を押さえながらはがします。

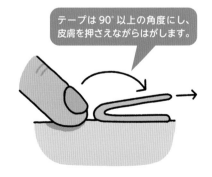

■ 術後創の観察項目

- 創部の発赤・熱感・疼痛・腫脹の有無
- 浸出液の量・性状
- 創の生着状況
- 疼痛の性状・程度

注意! 創部から粘性・膿性の浸出液、創の一部に限局した疼痛のような徴候がみられた場合は、創部の局所感染、皮下血腫などを考える必要があります。

🐾 手術部位感染

- 手術部位感染（surgical site infection；SSI）は「手術操作が及んだ部位に発生する感染」と定義されます。
- 発生した深さにより、皮膚、皮下組織に限局している表層切開部 SSI、深部軟部組織までを含む深部切開創 SSI、さらに深部の臓器 / 体腔 SSI に分類されます[2]。

■ SSI の診断基準

表層 SSI

術後 30 日以内に発症し、切開の皮膚または皮下組織に限定しており、下記のうち少なくとも 1 項目に該当するもの
① 切開部表層から排膿がある
② 創浸出液から微生物が分離される
③ 発赤、腫脹、疼痛、発熱のうち少なくとも一つの感染徴候を認め、切開排膿の必要性があり培養により菌が検出される
④ 医師が表層 SSI と診断した場合

皮膚
皮下組織
①

深部皮下組織
（筋膜もしくは
筋肉）
②

体腔・臓器
③

（文献 2 を参考に作成）

深部 SSI

術後 30 日以内（インプラントがある場合には 1 年以内）に発症する感染で、筋膜、筋層などに達し、下記のうち少なくとも 1 項目に該当するもの
① 切開部の筋膜や筋などの深層から排膿がある
② 創の自然哆開または発熱や圧痛を認め、外科医が開放創としたもので培養陽性である
③ 組織学的または画像診断で膿瘍や感染が明らかな場合
④ 医師が深層 SSI と診断した場合

腔・臓器 SSI

術後 30 日以内（インプラントがある場合には 1 年以内）に発症する感染で、手術による感染と考えられ、下記のうち少なくとも 1 項目に該当するもの
① 創部以外の場所から体腔・臓器に挿入したドレーンから排膿がある
② 体腔・臓器からの体液・組織から微生物が検出される
③ その部位の感染が検査や手術、画像診断で証明される
④ 医師が腔・臓器 SSI と診断した場合

■ 消化器外科領域で SSI を起こしやすい手術とリスク因子

- 手術部位感染の原因は、手術そのものによる危険因子（外因性因子）と手術を受ける患者さん側の危険因子（内因性因子）に大別されます。
- 手術部位に汚染がある手術では、SSI の発生頻度は高くなります。

手術による SSI クラス分類

創クラス	定義
Ⅰ．清潔創 clean wound	1．炎症のない非汚染手術創、2．呼吸器、消化器、生殖器、尿路系に対する手術は含まれない、3．1期的縫合創、4．閉鎖式ドレーン挿入例、5．非穿通性の鈍的外傷
Ⅱ．準清潔創 clean-contaminated wound	1．呼吸器、消化器、生殖器、尿路系に対する手術、2．著しい術中汚染を認めない場合が該当、3．感染がなく、清潔操作がほぼ守られている胆道系、虫垂、腟、口腔・咽頭手術、4．開放式ドレーン挿入例、5．虫垂炎、胆嚢炎、絞扼性イレウス（小範囲）で、周囲組織・臓器を汚染することなく病巣を完全に摘出・切除した症例
Ⅲ．不潔創 contaminated wound	1．早期の穿通性外傷（事故による新鮮な開放創）、2．早期の開放骨折、3．清潔操作が著しく守られていない場合（開胸心マッサージなど）、4．術中に消化器系から大量の内容物の漏れが生じた場合、5．胃十二指腸穿孔後 24 時間以内、6．適切に機械的腸管処置が行われた大腸内視鏡検査での穿孔（12 時間以内）、7．急性非化膿性炎症を伴う創
Ⅳ．汚染 - 感染創 dirty-infected wound	1．壊死組織の残存する外傷、2．陳旧性外傷、3．臨床的に感染を伴う創、4．消化管穿孔例（クラスⅢ、5、6 以外）

（文献 4 より改変）

- 消化管穿孔では汚染の度合いが大きいため、SSI の発生リスクは高くなります。
- 発生率は食道手術、直腸、肝胆膵手術の順で高いというデータもあります [2]。

SSI リスク因子 [2]

- 創が汚染しているか（創分類）·········
- 手術時間延長　● 糖尿病　● 高度肥満
- 低栄養　　　　● 喫煙　　● 術中輸血　など

根拠　米国麻酔科学会（American Society of Anesthesiologists；ASA）による術前身体状態（Physical Status；PS）の分類 3 以上もリスクといわれています。

SSI の治療

- SSI と診断された場合には、創傷に対する早期の治療介入が必要になります。
- SSI の治療は、慢性創傷に対する TIME コンセプトに合わせて計画を立てていくとよいでしょう。

治癒阻害因子	治癒阻害因子に対する治療方法
T 活性のない組織 ＝壊死組織、異物の存在 Tissue nonviable or deficient	**T：壊死組織の除去**　● 外科的デブリードマン ● 物理的デブリードマン ● 科学的 / 酵素的デブリードマン ● 自己融解的デブリードマン ● 生物学的デブリードマン
I 感染、炎症 Infection/inflammation	**I：感染・炎症対策**　● 薬剤の使用、創洗浄 ● Critical colonization の治療
M 湿潤のアンバランス ＝浸出液 Moisture imbalance	**M：浸出液のコントロール**　● Moist wound healing
E 進まない創縁、皮下ポケット Edge of wound-non advancing or undermined	**E：創縁の処理**　● 外科的デブリードマン、陰圧閉鎖療法

創部の状況と SSI に対する治療

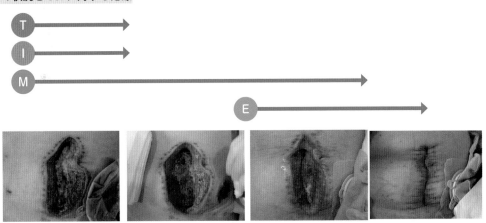

浸出液性状	膿性　多量	漿液性　中等量	漿液性　少量
処置方法	洗浄 デブリードマン	NPWT 開始　　⟶	NPWT 終了→縫合

これも覚えておこう！

陰圧閉鎖療法（negative pressure wound therapy；NPWT）
創部にフォームを挿入し陰圧をかける
治療方法のひとつです。
次のような効果があります。
- 創収縮の促進
- 過剰な浸出液の除去と浮腫の軽減
- 細胞・組織に対する物理的刺激
- 創傷血流の増加
- 細菌量の軽減

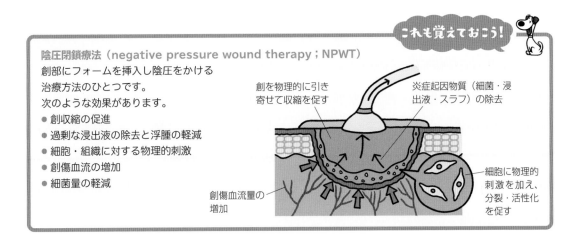

創を物理的に引き寄せて収縮を促す

炎症起因物質（細菌・浸出液・スラフ）の除去

創傷血流量の増加

細胞に物理的刺激を加え、分裂・活性化を促す

よくあるギモン

創部の処置は医師だけが行うもの？
手術を行った医師にしかわからない状況などもありますが、処置を行う時の準備や環境づくり、患者への声掛けなどは看護師の重要な役割です。また普段観察をしている看護師の情報は、創部の状況をアセスメントするために重要です。処置方法が決定していれば、看護師単独で実施することも可能です。陰圧閉鎖療法に関しては、特定行為研修を終了した看護師が実施することもできます。積極的に創傷管理に関わっていくことは、看護ケアの質の向上につながります。

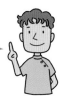

SSI を発症した患者さんは、処置が増え、入院期間が長期化する恐れもあります。疼痛から離床が遅れ、さまざまな合併症を起こす可能性が高くなります。術後治癒遅延による精神的配慮も行い、多職種と協力しながら全人的ケアを行っていきましょう。

⑩ ストーマ

ストーマとは、消化管や尿路を人為的に体外に誘導して造設した開放口で、前者を消化管ストーマ、後者を尿路ストーマといいます。

🐾 ストーマの種類・分類

ストーマの期間による分類

一時的ストーマ
- ストーマの造設形態に関わらず、ストーマ閉鎖や腸管の再建が期待できるストーマのことをいいます。

永久的ストーマ
- ストーマの造設理由や形態を問わず、生涯にわたり使用するストーマのことをいいます。

ストーマの部位（造設臓器）による分類

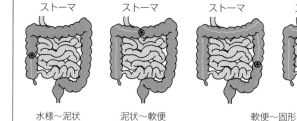

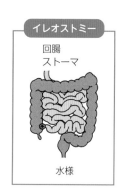

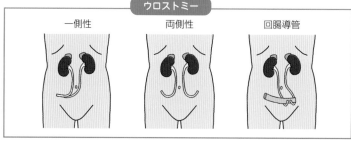

（文献1を参考に作成）

ストーマの形態による分類

	単孔式ストーマ	双孔式ストーマ		
排出口の数	1	2		
特徴	● 結腸ストーマで造設されることが多い ● 腸管切除が伴うことがほとんど	種類	ループ式	つながった腸管を体表に出す
			二連銃式	離断された腸管を、同一皮膚切開部から体表に出す
			分離式	離断された腸管を、それぞれ別の皮膚切開部から体表に出す

（文献1を参考に作成）

🐾 待機手術患者の術前〜術後までの経過

1 術前オリエンテーション

● 医師からの手術の説明後に、ストーマ造設について説明を行います。

根拠 入院前にオリエンテーションを実施することで、ストーマについて考える時間ができ、受容の援助につながります。

注意！ ストーマ装具やケア用品の費用が入院費とは別途かかることを説明し、金銭的なトラブルが発生するのを回避します。

オリエンテーション内容

- ● 解剖生理（排泄経路の変更）
- ● ストーマの役割
- ● 術後の経過
- ● セルフケア方法
- ● 金銭的負担
- ● 装具購入方法
- ● 術前ストーマサイトマーキングを実施することについて

2 ストーマサイトマーキング

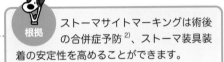
人工肛門・人工膀胱造設術前処置加算：K939-3,450点

手術前に療養上の必要性を踏まえ、人工肛門または人工膀胱を設置する位置を決めた場合に算定できます。

● 入院後、外来で説明をした内容についての復習や疑問点の有無を聞きます。

● この時に患者の手指の巧緻性や視力、認知機能、社会背景、ライフスタイルなどを把握し、術後のセルフケア指導計画にいかします。

根拠 ストーマサイトマーキングは術後の合併症予防[2]、ストーマ装具装着の安定性を高めることができます。

3 術後のストーマの観察のポイント

● ストーマ造設後は以下の領域別に観察をしていきます。

　●ストーマ粘膜部（ストーマ自体）

　●ストーマ粘膜皮膚接合部

　●ストーマ周囲皮膚（ストーマ近接部、面板貼付部、面板貼付部外周部）

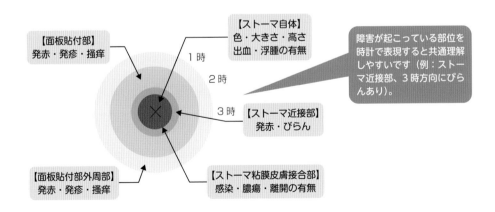

【面板貼付部】
発赤・発疹・搔痒

【ストーマ自体】
色・大きさ・高さ
出血・浮腫の有無

1時　2時　3時

障害が起こっている部位を時計で表現すると共通理解しやすいです（例：ストーマ近接部、3時方向にびらんあり）。

【ストーマ近接部】
発赤・びらん

【面板貼付部外周部】
発赤・発疹・搔痒

【ストーマ粘膜皮膚接合部】
感染・膿瘍・離開の有無

4 術後の装具選択

- ストーマ造設直後から、粘着式装具管理が必要となります。
- 面板とストーマ袋が一体となった単品系装具（ワンピース装具）と、面板とストーマ袋が分かれている二品系装具（ツーピース装具）があります。
- 術直後は患者・ストーマの状態に適した装具を考えて選択します。

ストーマ造設直後の患者での装具の条件

- ストーマや排泄物が観察できる透明のもの
- 皮膚保護性のあるもの
- ストーマを傷つけないもの
- ストーマ、ストーマ周囲皮膚の状況、および腹壁に適しているもの
- 装具交換に痛みを伴わないもの
- 尿路ストーマの場合はカテーテル管理が容易にできるもの
- 逆行性尿路感染予防となるもの
- 蓄尿袋に接続できるもの

ストーマ装具の名称

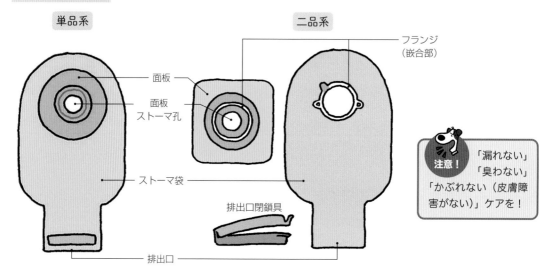

注意！「漏れない」「臭わない」「かぶれない（皮膚障害がない）」ケアを！

5 術後セルフケア指導

- 在院日数が短縮されている昨今、術後の離床状況に合わせストーマセルフケア指導をタイムリーに実施していく必要があります。

患者指導のチェックポイント

- ☑ ストーマをみることができる
- ☑ 排泄物の処理ができる
- ☑ 装具交換の準備ができる
- ☑ 装具をはがすことができる
- ☑ ストーマ周囲をきれいにすることができる
- ☑ ストーマのサイズに合わせて面板をカットできる
- ☑ 面板を貼付できる
- ☑ シャワー浴ができる（装具をしたまま、装具交換する時）

注意！
- 患者さんは見学→実施の順で行いますが、次回への指導ポイントを記録などに残して情報共有しましょう。
- 精神的にストーマ装具の交換ができる状況であるかを必ずアセスメントしてから始めましょう。

必要物品

- 新しく交換するストーマ装具
- 剥離剤
- ガーゼ（柔らかい布やペーパータオル）
- 洗浄剤（せっけんまたはふき取り洗浄剤）
- ごみ袋

- ベッド上での交換時はパッドなど
- 湯
- ストーマ用ハサミ
- のぎす

1 使用中の装具をはがす

- 患者の寝衣やシーツの汚染防止にパッドなどを敷きます。
- 剥離剤を使用してゆっくりと面板をはがします。

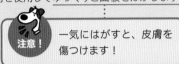

注意！　一気にはがすと、皮膚を傷つけます！

面板と皮膚の間にリムーバを滴下し、指でなじませながらはがします。

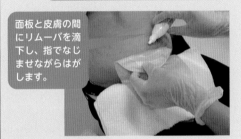

2 ストーマとストーマ周囲皮膚を洗う

- ストーマ周囲についた便をふき取り、その後洗浄します。
- せっけんやふき取り洗浄剤を使用してストーマ周囲の皮膚を洗浄します。

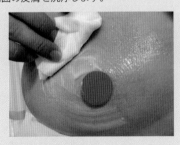

3 ストーマサイズを計測する「縦 × 横 × 高さ」

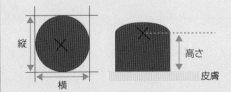

縦　横　高さ　皮膚

4 新しい装具を準備する

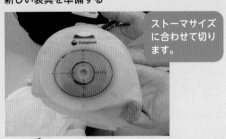

ストーマサイズに合わせて切ります。

注意！　術後はストーマがむくんでいるため、ストーマ粘膜を傷つけないために、5mm 程度大きくカットしましょう。

5 装具を貼る

- 皮膚がしっかり乾いていることを確認し、新しい装具を皮膚に貼ります。

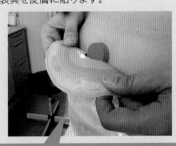

お腹のしわを伸ばしながら貼ります。
中心部から外に向かってしっかり密着させます。
貼ったら 5 分くらい上から押さえます（密着がよくなります）。

6 記録をする

ストーマの観察、患者へのセルフケア指導の状況などを記録します。

6 退院後の継続看護

● 退院後にストーマについての相談窓口が確保されているかを確認します。

根拠 退院後に体重の増減や追加の治療の有無により腹壁やストーマに変化がみられ、退院時の装具が合わなくなる場合があります。また、日常生活を送ることで生じる疑問点があります。それに対応できなければ、オストメイトに安心した生活を提供できなくなります。

注目！
以下の内容は特にサマリーなどで申し送りを行い、継続看護ができるようにしていきましょう。
● 社会保障制度の準備状況
● セルフケア獲得状況
● 家族の状況
● 本人・家族の精神状態

🐾 ストーマ合併症

● ストーマ合併症は、早期合併症と術後 30 日を超えて出現する晩期合併症に分けられます。

ストーマ造設の時期別合併症

注目！
ストーマ合併症の原因はさまざまです。日々の観察でその有無を確認し、対応していくことが大切です。

早期合併症	ストーマ粘膜	壊死 浮腫
	ストーマ粘膜皮膚接合部	出血 ストーマ創感染 粘膜皮膚接合部離開
晩期合併症	皮膚障害、陥没、狭窄、脱出、傍ストーマヘルニア炎症性肉芽、粘膜移植、ストーマ静脈瘤、PEH（偽上皮腫性肥厚）、出血など	

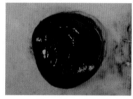
ストーマ壊死

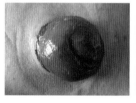
ストーマ浮腫

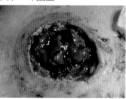
ストーマ出血

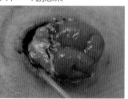
ストーマ創感染

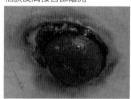
粘膜皮膚接合部離開

漏れた時の装具選択のチェックポイント

☑ 漏れた時の状況（姿勢、食後何時間か、就寝中など）
☑ 漏れた時の面板（排泄物が潜り込んでいる部分を確認）
☑ 漏れた時の面板に対応する腹壁の状況（深いしわが入ってないか）
☑ 皮膚障害の有無（ひどいびらんがあり浸出液が出ていないか）

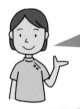
漏れた時は焦ってしまいますが、これらを確認し、現在使用している装具やアクセサリーの適性を判断しましょう。

これも覚えておこう！

ストーマケアは QOL を大きく左右する排泄ケア
私たち看護師は患者の局所だけでなく、ADL や手指の巧緻性、社会的背景、生活習慣、本人の意向など多くのことを統合して看護計画を立案していく必要があります。QOL に大きな影響を与える重要なケアであることを常に念頭に置きながら、患者に関わっていきましょう。

⑪ 栄養と NST

術後の早期回復には周術期の栄養管理が重要です。栄養障害が進行すると、組織・臓器の機能不全や創傷治癒の遅延、免疫機能の低下が起こり、感染性合併症が発生しやすくなります[1]。ここでは、術後の栄養療法について解説します。

栄養療法の種類と選択

栄養療法の種類

● 経腸栄養法（enteral nutrition；EN）と静脈栄養法（parenteral nutrition；PN）に大別されます。

投与経路の選択

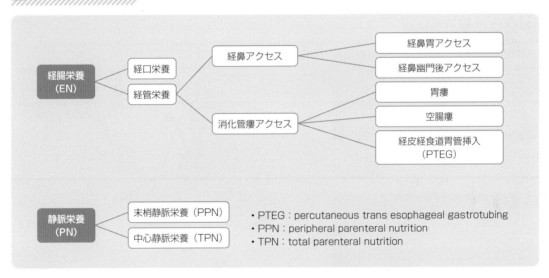

● 栄養療法の大原則は、「腸が機能している場合は、腸を使う」ことです。

● 経腸栄養が不可能な場合や経腸栄養のみでは必要な栄養量を投与できない場合に、静脈栄養を選択します。

● 経口摂取が可能な場合は、経口栄養を選択します。

 根拠
● 長期間腸を使わないと、腸管粘膜が萎縮し、バクテリアルトランスロケーション（bacterial translocation；BT）の要因となるため。

● 腸を使うことにより、腸管粘膜の恒常性が維持され、消化管本来の消化吸収、免疫機能が維持されるため。

 注意！
◎経腸栄養の禁忌
● 汎発性腹膜炎　● 腸閉塞　● 難治性嘔吐
● 消化管出血など

🐾 経腸栄養

経腸栄養の経路

- カテーテルの先端が「胃」または「幽門後（十二指腸・空腸）」にあるかで異なります。
- 第一選択は「胃」ですが、患者の病態に応じて選択します。
- 原則、経腸栄養の実施期間が4週間未満は経鼻アクセス、4週間以上は消化管瘻アクセスを選択します。
- 空腸内へ投与する場合は持続投与が望ましいです。

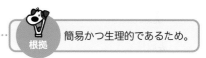

根拠　簡易かつ生理的であるため。

根拠　急速投与によって、小腸の虚血をきたす可能性があります。10～20mL/ 時の速度で開始し、5～7日かけて必要量に到達するよう徐々に増量します。

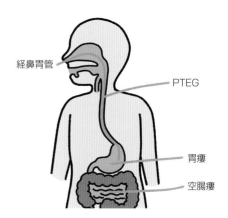

経鼻胃管
PTEG
胃瘻
空腸瘻

経腸栄養の合併症

- ・誤嚥性肺炎防止のために上半身を挙上して投与します。
- ・投与前には胃内残留量をカテーテルから吸引し測定します。
- ・逆流や誤嚥を起こす前兆には、腹部膨満や吃逆などの症状があります。

根拠

- ・空腸は内腔に貯留できる量が少なく、投与後は肛門側へ流れやすいという特徴があるため、下痢や腹痛をきたしやすいです。
- ・経腸栄養剤の種類、投与部位、方法、速度に注意します。
- ・整腸剤を使用し下痢を緩和することもあります。

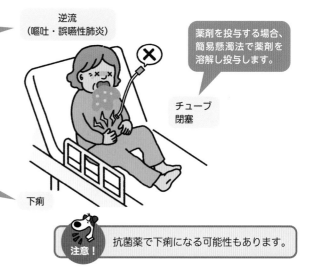

逆流
（嘔吐・誤嚥性肺炎）

薬剤を投与する場合、簡易懸濁法で薬剤を溶解し投与します。

チューブ閉塞

下痢

注意！　抗菌薬で下痢になる可能性もあります。

静脈栄養

静脈栄養の種類

● 末梢静脈栄養（PPN）と中心静脈栄養（TPN）があります。

注目！

静脈栄養の実施期間が2週間以内は PPN、2週間以上は TPN を選択します。

静脈栄養の経路

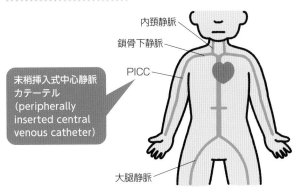

末梢挿入式中心静脈カテーテル（peripherally inserted central venous catheter）

内頸静脈
鎖骨下静脈
PICC
大腿静脈

末梢静脈栄養

● 高浸透圧（高カロリー）の輸液製剤は投与できません。
● 投与できるエネルギー量は 1,000～1,300kcal/ 日が限界です。

根拠 静脈炎が発生するため。

中心静脈栄養

● 十分な消化吸収機能がない術後は、TPN が適応です。
● TPN を行うためには、中心静脈カテーテル（CVC）が必要です。鎖骨下静脈、内頸静脈、大腿静脈などから挿入し、先端は上大静脈や下大静脈内へ留置します。
● 末梢挿入式中心静脈カテーテル（PICC）は、挿入に伴う合併症がほとんど発生しません。CVC 挿入時と比較して安全性も高く、感染率も高くならないことや、患者の恐怖心を軽減できる利点があります。
● 高カロリー輸液は、1号→2号→3号のように段階的に投与していきます。

注意！ カテーテル関連血流感染症（catheter related blood stream infection；CRBSI）を予防するために刺入部の感染徴候を観察しましょう。

根拠 数字が上がっていくごとに、糖濃度やアミノ酸の量が増えていきます。始めから目標量を入れようとすると、高血糖の危険性があります。

栄養サポートチーム（NST）

● NST（nutrition suport team）は、医師、歯科医師、（管理）栄養士、看護師、薬剤師、臨床検査技師、言語聴覚士、理学療法士、作業療法士、歯科衛生士など多職種が協力して、安全かつ有効な栄養管理を行うための医療チームです。
● 看護師は最も患者のそばにいる職種で、さまざまな情報を得ています。情報をチームで共有し、患者に合った栄養管理を提供できるよう役割を果たしていきましょう。

⑫ リハビリテーション

外科手術を受ける患者は、低栄養、呼吸機能低下、長期喫煙、また手術前に化学療法や放射線治療を行っている場合もあります。最近は高齢者の手術も増えています。手術による侵襲が加わることで、術後さまざまな合併症を引き起こすリスクがあります。

術後早期からのリハビリテーションは、患者の順調な回復促進につながり、大変重要です。看護師だけでなく、理学療法士など多職種と協働し、患者にとってよりよい方法を話し合いリハビリテーションを進めることが重要です。

❀ リハビリテーションとは

▦ リハビリテーションの目的

- 機能の喪失や減退予防
- 機能の喪失や減退の減速
- 機能の回復や改善
- 失われた機能の代償
- 現在の機能の維持

▦ リハビリテーションのメリット

- 機能的自立度が有意に改善
- 在院日数を減らす
- せん妄の発現抑制
- 回復期間を短縮できる
- イレウス予防
- 創部の早期回復

▦ 術後安静臥床の長期化による合併症

- 身体的活動性低下
- 自立するまでの時間が長期化
- 肺炎
- インスリン感受性の低下
- 筋力の低下

▦ 開始前のチェック項目

- ☑ 疼痛コントロール
- ☑ 医師の許可
- ☑ バイタルサイン
- ☑ 患者の自立と運動を促進できる環境づくり

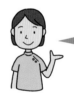

主病態の回復を妨げないように、できるだけ早期からリハビリテーションを始めましょう。

❀ 手術前から行う呼吸訓練・練習

- 外科手術後の患者は、肺炎などの呼吸器合併症を生じるリスクが高くなります。そのため、術前より呼吸訓練・練習を行い肺機能を整えることが大切です。
- 術後に予想される呼吸状態を知り、術前からの訓練内容を術後も継続して行えるようします。
- 呼吸器合併症のリスクを少しでも減らせるように、術前より積極的に行いましょう。

トリフローⅡ ™

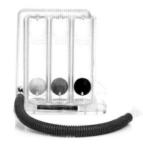

（画像提供：メドライン・ジャパン合同会社）

コーチ2 ™

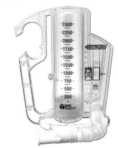

（画像提供：スミスメディカル・ジャパン株式会社）

🐾 手術後早期から行われる運動や理学療法

● ベッド上では、腰部ストレッチ➡上肢 ROM ➡
下肢 ROM ➡頭部ストレッチを行います。

＊ ROM：関節可動域

患者の状態に合わせて
リハビリテーションを
実施しましょう。

ベッドアップ

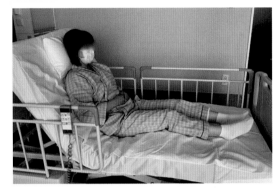

端坐位

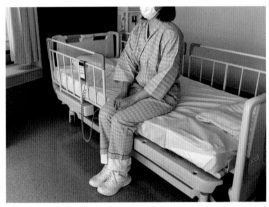

ベッド上でのリハビリ

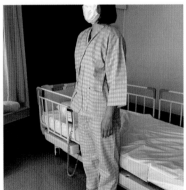

ベッドサイドでの足踏み

ベッドサイドでの立位

歩行器を使用しての歩行訓練

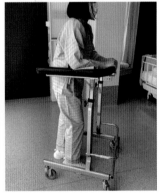

注意！
● 点滴、ドレーンなどが引
っかかって抜去！
● バイタルサインの変化！
● 血液データの確認
● モニタリング（小型モニター、ポ
ータブルモニター、SpO₂モニタ
ー）しながら実施！

パルスオキシメーター

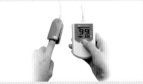

（画像提供：日本光電工業株式会社）

3章

部位別の解剖・疾患・治療・ケア

① 食道の解剖・主な疾患と治療

食道は 25cm ほどの細長い管です。周囲には重要な臓器があります。食道がんの手術は十分に解剖を理解する必要があります。合併症もいろいろあるので注意しましょう。

食道の解剖

食道はどこにある？ どのような機能がある？

食道の位置と周囲の構造

- 食道は咽頭と胃をつなぐ 25cm ほどの細長い臓器であり、口で咀嚼した食べ物を胃内へ運ぶ役割を担っています。
- 食べ物を貯留することや消化・吸収する機能はありません。

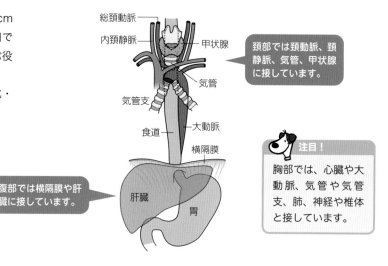

頚部では頚動脈、頚静脈、気管、甲状腺に接しています。

腹部では横隔膜や肝臓に接しています。

注目！
胸部では、心臓や大動脈、気管や気管支、肺、神経や椎体と接しています。

場所による食道の名称

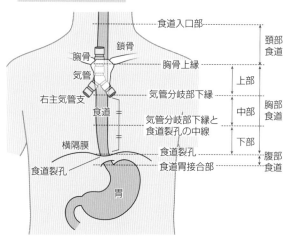

食道を物が通過するメカニズム

- 食道は上部食道括約筋帯により通常は閉鎖していますが、嚥下の動作により一時的に弛緩することで食物は食道内に送り込まれます。その後は蠕動や重力により胃に運ばれます。
- 食道の下端には下部食道括約帯（LES）があり、胃から食道への逆流を防止しています。

注目！
胸部食道は、上部・中部・下部に分かれます。中部が食道がんの好発部位です。

注意！
反回神経は、発声や嚥下に影響します。反回神経周囲のリンパ節は食道がんが転移しやすく、また手術の操作の影響でも麻痺を生じます。

🐾 食道の主な疾患と治療

📘 食道がんの特徴は？

- 年間約 18,000 人が発症、11,000 人が死亡する病気です。
- がんの部位別の死亡数は、多い順に肺、大腸、胃、膵、肝、胆道、乳腺、前立腺、食道です。男女比は、6：1 です。
- 扁平上皮がんが 90％程度を占めます。腺がん（食道胃接合部がん）が増加傾向にあります。欧米では接合部がんが 60％以上を占めます。
- 食道がんはリンパ節転移をしやすい特徴があります。

食道がんの危険因子

- 高齢 ● 男性
- 喫煙 ● 飲酒
- フラッシング（アルコールですぐ顔が赤くなる）
- 多発・重複がん

食道がんのリンパ節転移

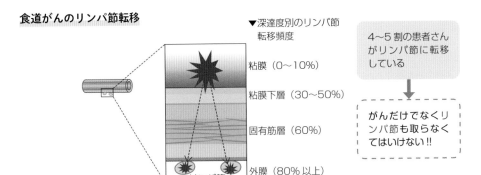

▼深達度別のリンパ節転移頻度

粘膜（0〜10％）
粘膜下層（30〜50％）
固有筋層（60％）
外膜（80％以上）
リンパ節

4〜5 割の患者さんがリンパ節に転移している

↓

がんだけでなくリンパ節も取らなくてはいけない!!

📘 食道がんの診断

- いろいろな検査を組み合わせて病期の判定を行います。
- 上部消化管内視鏡、CT 検査、上部消化管透視検査、PET 検査、全身検索（循環器、呼吸器、肝機能、腎機能、脳血管障害など）を行います。

根拠 食道がんは広い範囲に転移しやすい特徴があります。

📘 食道がんの検査

内視鏡検査

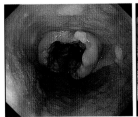
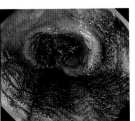

CT 検査

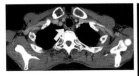
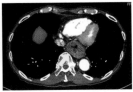

上部消化管透視検査

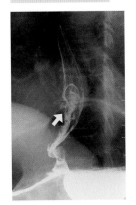

PET 検査

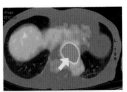
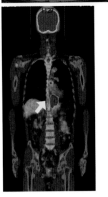

食道がんの治療

- ステージごとに治療方針が変わります。
- 全身状態により、対応も異なります。
- ステージ０：内視鏡治療が行われます。
- ステージⅠ：手術あるいは根治的化学放射線療法が行われます。
- ステージⅡ、Ⅲ：手術療法を中心とした治療が行われます。
- ステージⅣ：根治的化学放射線療法や化学療法、免疫チェックポイント阻害薬を組み合わせて治療します。腫瘍が著明に縮小した場合はサルベージ治療が行われることもあります。

 注意！ 術前化学療法 DCF（ドセタキセル、シスプラチン、5-FU）3 剤併用が推奨されています。

 根拠 食道がんは進行度が上がるほどその予後が悪くなります。

食道がんにおける臨床病期分類 cStage

	N0	N1	N2-3 M1a	M1b
T0, T1a	0	Ⅱ	Ⅲ A	Ⅳ B
T1b	Ⅰ	Ⅱ	Ⅲ A	Ⅳ B
T2	Ⅱ	Ⅲ A	Ⅲ A	Ⅳ B
T3r	Ⅱ	Ⅲ A	Ⅲ A	Ⅳ B
T3br	Ⅲ B	Ⅲ B	Ⅲ B	Ⅳ B
T4	Ⅳ A	Ⅳ A	Ⅳ A	Ⅳ B

（文献 1 を参考に作成）

内視鏡治療	化学放射線療法・化学療法	免疫チェックポイント阻害薬	緩和治療
病変の大きさにより、EMR（内視鏡的粘膜切除術）やESD（内視鏡的粘膜下層剥離術）	使用される主な薬剤：5-FU、CDDP（シスプラチン）、ドセタキセル、パクリタキセル、ネダプラチンなど	ニボルマブ（オプジーボ®）、ペムブロリズマブ（キイトルーダ®）、イピリムマブ（ヤーボイ®）	

内視鏡治療の実際：ESD

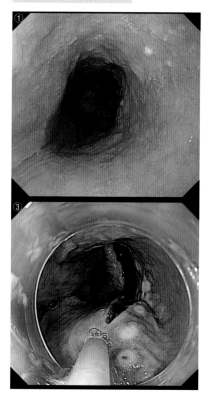

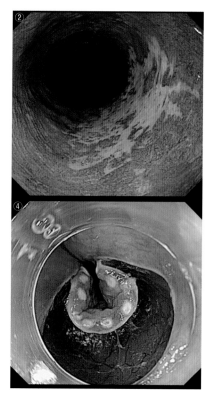

①通常光で観察すると、わずかな発赤として認めます。
②ルゴール染色をすると、がんの部分が不染となります（染まらない：黄色）。
③色素を入れた液体を粘膜下に注入して浮かせます。
④粘膜下層切開剥離を連続させます。

食道がんの外科治療

● 頚部・胸部・腹部 3 領域リンパ節郭清を伴う食道切除、再建が行われます。
● 多くは胸腔鏡下やロボット支援下の食道切除になりつつありますが、開胸で行われることもあります。

食道がんの手術のコンセプト

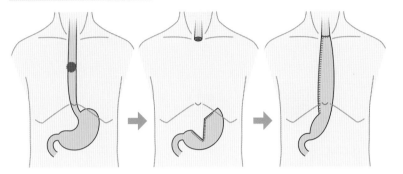

● 食道を 4 分の 3 ほど切除して、胃（胃管）を挙上します。
● 吻合部は頚部と胸腔内があります。
● 再建経路は 3 つのパターンがあります。
● 胃が使用できない時は小腸や結腸が用いられます。

食道がんのリンパ節転移の分類

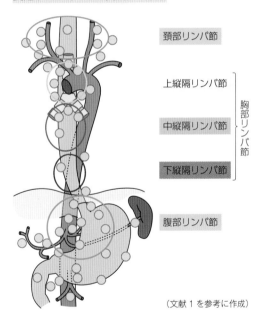

頚部リンパ節

上縦隔リンパ節 ─┐
　　　　　　　　　│ 胸部リンパ節
中縦隔リンパ節 ─┤
　　　　　　　　　│
下縦隔リンパ節 ─┘

腹部リンパ節

（文献 1 を参考に作成）

外科治療の実際：腹臥位胸腔鏡視下食道切除

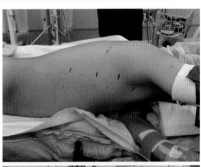

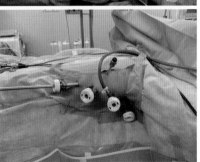

食道がんの術式の違い

胸部食道がん	● 頚部、胸部、腹部の 3 つの領域にリンパ節転移を起こすことが多いので、両側の反回神経周囲の頚部上縦隔リンパ節郭清を徹底的に行う必要がある ● 食道を取り巻く臓器が多くあるので、他の消化器がん手術よりも難易度が高くなる
頚部食道がん	● 喉頭合併切除を伴うと失声となる ● 頚部での操作となり、遊離空腸を持ち上げる
食道胃接合部がん	● 食道胃接合部の上下 2cm の領域にがんの中心があるものをいう ● 食道への浸潤の程度により術式が変わる（胸腔鏡下食道切除、左開胸開腹連続切開、腹部からのアプローチなど）

再建経路によってどんなちがいがあるの？

がんの部位や手術を行う施設によって再建経路が異なります。
- **胸壁前**：吻合が容易です。再建距離が長いです。美容上の問題などがあります。
- **胸骨後**：高位まで吻合可能で、縫合不全の処置が容易です。心臓を圧迫することがあります。
- **後縦隔**：生理的ルートに近いです。距離が短く、逆流が多いです。

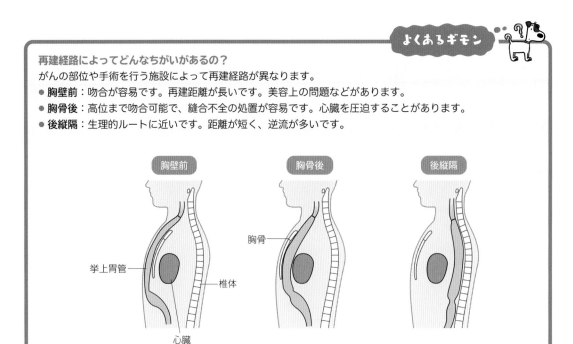

術後の管理

- 食道がん術後の合併症発生率は 40〜50％です。他の消化器がん手術より頻度が高いことが知られています。
- 合併症によって頻度や重症度は異なります。
- 術後合併症を防ぐために適切な周術期管理を行うことは重要です。欧米では ERAS®（Enhanced Recovery After Surgery）が新しい周術期管理として導入されています。

注意！ 呼吸器合併症は 20〜30％に起こり、重症化すると死亡につながります。

注目！ 食道切除症例では栄養障害をきたすことが多く、経腸栄養管理が術後合併症を減らすことが知られています。

ERAS® の概念

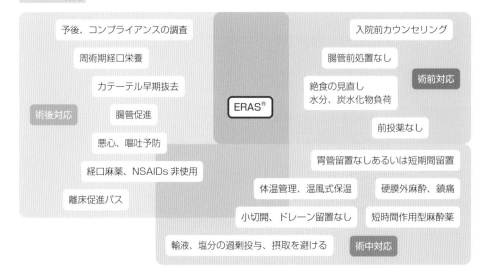

食道がん切除後の術後合併症の画像

肺炎

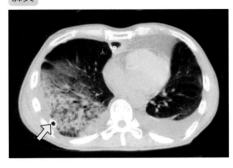

無気肺

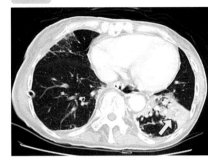

肺動脈血栓症

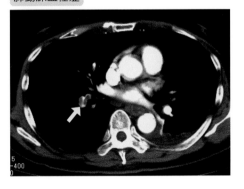

急性呼吸促迫症候群（ARDS）

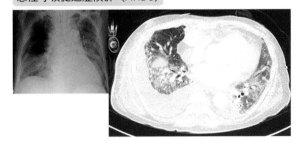

縫合不全

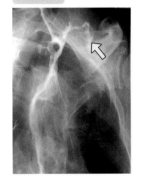

腹腔内膿瘍

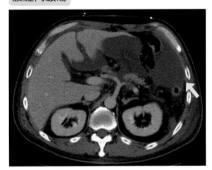

食道切除後の合併症と頻度

起こりやすいもの	時に起こるもの	まれにしか起こらないが、重篤なもの	まれに起こるもの
● 肺合併症 　（肺炎、無気肺、肺水腫） ● 反回神経麻痺（片側） ● 不整脈（上室性不整脈）	● 縫合不全 ● せん妄 ● 感染症 　（膿瘍、創感染、膵液瘻など） ● 乳び胸 ● ダンピング ● 吻合部狭窄	● 術後出血 ● 敗血症 ● ARDS ● 肺動脈血栓症 ● 死亡 ● 偶発症（脳卒中、心筋梗塞など）	● 反回神経麻痺（両側）

食道切除後の主な合併症の発症時期

● 術後の時間経過により起こりやすい合併症を理解しましょう。

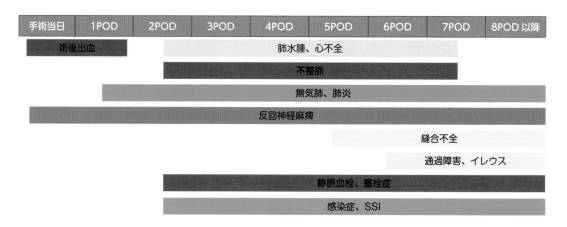

手術当日	1POD	2POD	3POD	4POD	5POD	6POD	7POD	8POD 以降

術後出血

肺水腫、心不全

不整脈

無気肺、肺炎

反回神経麻痺

縫合不全

通過障害、イレウス

静脈血栓、塞栓症

感染症、SSI

食道手術前のチェックポイント

- ☑ 全身合併症の評価：心臓や呼吸器合併症などのチェックは重要
- ☑ 口腔ケア
- ☑ 禁煙、禁酒、せん妄のリスク評価
- ☑ 呼吸訓練：トライボール™Z、コーチ2™ などで練習
- ☑ リハビリテーション
- ☑ ステロイド術直前投与

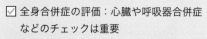

注意！　ブラッシングの励行を！

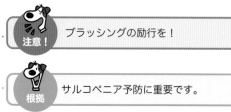

根拠　サルコペニア予防に重要です。

根拠　術後の重度の肺合併症を予防します。

術前栄養が必要な症例が多いので、栄養サポートチームに相談しましょう。

食道手術後のチェックポイント

- ☑ チーム医療の実践（ERAS® の理解を！）
- ☑ 早期離床と疼痛管理
- ☑ 栄養管理
- ☑ 嚥下の評価とリハビリテーション
- ☑ 血糖の変動

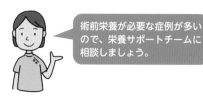

とにかく先手必勝、早く気づいて対処するようにしましょう。
種々の合併症の発症する時期を意識しましょう。
素直に患者さんの声に耳を傾けることも重要です。

❷ 食道の術後ケア

食道切除・再建術、および頚部・胸部・腹部の 3 領域リンパ節郭清は消化器外科のなかでも最も侵襲が大きい手術です。主な合併症は呼吸器合併症、縫合不全、出血、心合併症、反回神経麻痺、乳び胸などが挙げられます。

🐾 呼吸器合併症

- 手術当日に抜管して ICU に帰室または術後 1～2 日目に抜管されます。
- 抜管後は以下に注意して観察しましょう。

注意！　◎痰を喀出することができるのかをチェック！

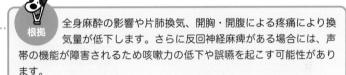

根拠　全身麻酔の影響や片肺換気、開胸・開腹による疼痛により換気量が低下します。さらに反回神経麻痺がある場合には、声帯の機能が障害されるため咳嗽力の低下や誤嚥を起こす可能性があります。

🟦 呼吸器合併症の観察ポイント

- ☑ 術前の呼吸機能検査データ（肺活量や 1 秒率）や喫煙歴を情報収集
- ☑ 体格：腹部膨満がある場合、横隔膜の動きを抑制
- ☑ 呼吸回数、胸郭の動き、呼吸音（副雑音の有無）、呼吸困難、酸素飽和度、咳嗽力
- ☑ 疼痛
- ☑ 嗄声の有無
- ☑ 口腔内の観察：乾燥や汚染状態の有無
- ☑ 適切なポジショニングであるのか
- ☑ 皮下気腫、胸腔ドレーンのエアリークの有無
- ☑ 胸部 X 線写真：無気肺、気胸、胸水、肺水腫の有無
- ☑ 水分バランスや検査データ

根拠　口腔内が汚染していると汚染した分泌物が気道に垂れ込む（誤嚥）と肺炎の原因になります。

根拠　エアリークがあるのに脱気がうまくできていない場合は、肺が虚脱してしまいます。

🟦 呼吸器合併症のケアのポイント

①換気量を保持しやすいポジショニング

- 日中は坐位保持や車いすに座ることを促します。
- ベッド上ではヘッドアップします。
- 腹部膨満がある場合には、腹圧がかからないような体位を工夫します。

②疼痛コントロール

- 安楽な体位とし、鎮痛薬を使用し鎮痛を行います。

③口腔内の観察とケア

- 口腔内を清潔かつ湿潤状態に保ちましょう。

根拠　術後の疼痛により活動や排痰が妨げられたり、呼吸が浅くなったりします。

根拠　口腔内がウェットな状態のほうが痰を出しやすいです。

④早期離床

● 抜管していれば術後 1 日目からリハビリテーションを開始します。

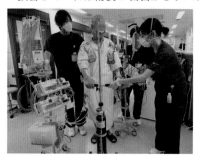

注意！
● 離床開始時には起立性低血圧に注意し、段階的に進めましょう。
● 点滴やドレーンが抜けないように注意しましょう。

⑤呼吸訓練器を使用して呼吸訓練

● 術後も肺の拡張を促し、無気肺予防のため呼吸訓練器を用いて呼吸訓練を行います。

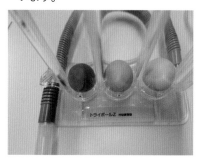

自己喀痰できない場合には、吸引や気管支鏡によって吸痰します。

注意！
◎痰の性状や量をチェック！
痰の粘稠度が高い場合、喀出困難の原因となります。また、リフィリング期（術後2〜3日目）に入り、肺水腫になるとサラサラな痰（水様性の痰）が多くなり酸素化不良の原因となります。

🐾 縫合不全

▦ 縫合不全の観察ポイント

● 吻合部の血流不良や吻合部に高い圧力がかかることにより、食道と胃管（再建胃管）、または空腸の吻合部の縫合不全が発生します。

☑ 創部の発赤・腫脹・熱感の有無
☑ 発熱の有無
☑ 経鼻胃管からの排液
☑ ドレーン排液の性状
　→頚部の吻合部であれば唾液（白色〜透明で泡沫状）の漏出の有無
　→胸腔内の吻合部であれば胸腔ドレーン排液の混濁や消化液の有無

(p.49 参照)

注目！
膿胸：胸腔内で感染が起こり、膿などがたまります。

注目！
● 術後早期に起こる縫合不全は吻合部の血流障害や再建臓器の壊死に起因する消化液の漏出を考えます。
● 再建臓器の壊死が起こった場合には、経鼻胃管からの排液が黒褐色で腐敗臭を伴うことがあります。

注目！
縦隔炎：頚部の縫合不全が原因で縦隔に炎症が及ぶ病態をいいます。高熱となることが多く、早急なドレナージが必要となります。

縫合不全のケアのポイント

- 吊り上げられた胃管には噴門がないため、胃液が容易に逆流するためヘッドアップし、適宜、胃管の内容物を吸引します。
- 経鼻胃管から低圧持続吸引器を用いて間歇吸引を行い、吻合部の減圧を行います。
- 血糖のコントロールも重要です。

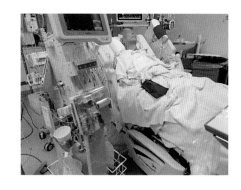

出血・心合併症

出血・心合併症の観察ポイント

- 手術侵襲により、手術直後は循環血液量が減少し血管内脱水を起こしやすくなります。
- 循環血液量減少に伴う頻脈や不整脈を起こしやすい時期です。
- 脈拍や血圧の変化、尿量、水分バランスに注意して観察することが必要です。
- 術後の出血は血性で 100mL/ 時以上の流出が持続する場合、早期に医師に報告しましょう。

根拠 再手術による止血が必要となる可能性があります。

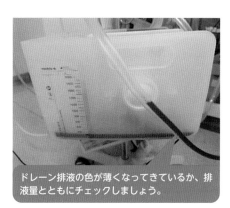
ドレーン排液の色が薄くなってきているか、排液量とともにチェックしましょう。

- ☑ 術前の心機能
- ☑ 術中、術後の水分バランス、出血量、輸血の有無、体重の推移
- ☑ ドレーン排液の性状と量
- ☑ 心電図モニタリング
- ☑ 検査データ：乳酸値、Hb、凝固能

出血・心合併症のケアのポイント

- 循環状態をモニタリングしながら、ポジショニングを行います。
- 不整脈の有無を確認します。
- 疼痛コントロールを行います。
- せん妄ケアを行います。

注目！
せん妄による興奮や疼痛、不眠なども頻脈の原因となります。

🐾 反回神経麻痺

▨ 反回神経麻痺の観察ポイント

- 食道の近傍を迷走神経と反回神経が走行しており、手術中のリンパ節郭清時の操作または転移により声帯麻痺が生じることがあります。
- 反回神経麻痺を生じると発声時に声帯が閉じないため、嗄声や誤嚥を生じます。

- ☑ 嗄声の有無
- ☑ 嚥下状態：ST（言語聴覚士）による評価
- ☑ 痰の量や自己喀痰が可能か
- ☑ 発熱の有無
- ☑ 呼吸困難の有無
- ☑ 口腔内の観察

食道の周囲血管・神経

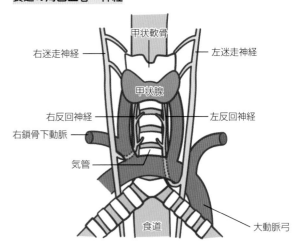

甲状軟骨
右迷走神経 — — 左迷走神経
甲状腺
右反回神経 — — 左反回神経
右鎖骨下動脈 —
気管 —
食道
大動脈弓

▨ 反回神経麻痺のケアのポイント

- 口腔ケアを行い、清潔な状態を保ちます。
- 痰を自己喀出できない場合には、吸引介助を実施します。
- 食事開始時には、ST による嚥下方法の指導を行います。
- ヘッドアップや坐位など、誤嚥しにくい体位をとります。

根拠 口腔内が汚染されていると口腔内の細菌を誤嚥し肺炎の原因となります。

吸引は苦痛を伴います。
患者さんに声かけを行い、できるだけ苦痛のないように実施しましょう。

🐾 乳び胸

- 食道の背側には胸管というリンパ管が走行しています。
- 手術中に胸管を損傷すると乳び（脂肪を含んだ乳白色のリンパ液）が漏出し、胸水が白濁します。
- 内科的治療として、栄養、食事中の脂肪成分の制限が行われ、それでも改善しなければ外科的治療が考慮されます。
- 外科的治療としては、胸管およびリンパ管の損傷部位の結紮が主な治療となります。

▨ 乳び胸の観察ポイント

- ☑ 胸腔ドレーン排液の性状（乳白色の有無）と量
- ☑ 経管栄養や食事開始とともに胸腔ドレーンの性状が変化していないか

注目！

胸水を調べ中性脂肪が 110mg/dL 以上の時に乳び胸とされます。
排液の量が多く、500〜1,000mL/日以上の排液がみられます。
乳白色の排液を観察したら医師に報告しましょう。

乳び胸水

（文献 1 より転載）

☘ ドレーンの管理

- 食道手術後は胃管、胸腔ドレーン、頚部ドレーン、腸瘻が挿入されています。
- 各ドレーンの目的や挿入部位を把握し、観察することが大事です。

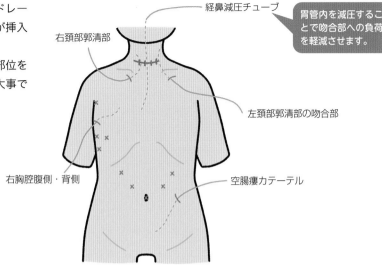

経鼻減圧チューブ

右頚部郭清部

左頚部郭清部の吻合部

右胸腔腹側・背側

空腸瘻カテーテル

> 胃管内を減圧することで吻合部への負荷を軽減させます。

▭ 胸腔ドレーン

- 術後に炎症や出血などにより生じる胸水を取り除きます。
- 乳び胸や縫合不全のインフォメーションドレーンとなります。
- 肺の再膨張を促すドレーンでもあります。

観察ポイント

☑ 出血：排液量と性状
☑ エアリーク

🐶 **注目！**
血性の排液が 100mL/ 時以上持続する場合には、医師に報告しましょう。

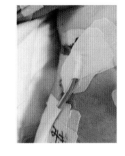

▭ 頚部ドレーン

- 術後に頚部に貯留したリンパ液や血液を排出します。
- 縫合不全に注意が必要です。

観察ポイント

☑ 排液の混濁
☑ 唾液様の排液の有無

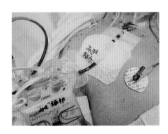

▭ 腹腔ドレーン

観察ポイント

☑ 腹腔内の出血
☑ リンパ節郭清後の膵液瘻の有無

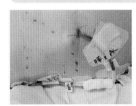
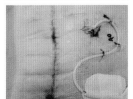

▭ 腸瘻

- 術後の栄養管理のため経腸栄養を腸瘻から投与します。
- チューブが閉塞しないよう適宜フラッシュを行います。

3 胃の解剖・主な疾患と治療

胃は食道からの食べ物をいったん貯蔵し、消化・吸収のための準備をする消化管です。胃壁や十二指腸の粘膜が傷つき潰瘍ができると胃十二指腸潰瘍になり、また腫瘍性疾患では胃がんや胃粘膜化腫瘍などが発生します。

🐾 胃の解剖

■ 胃の3領域区分

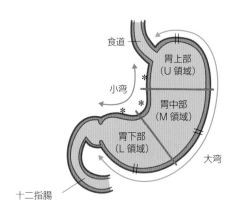

■ 胃の細区分

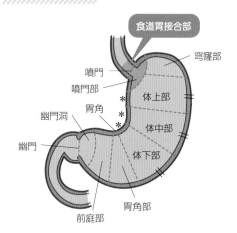

■ 胃の壁構造

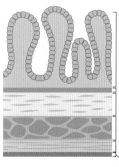

■ 胃の動脈

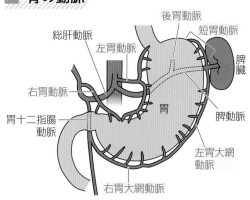

＊ピンク文字：胃の支配血管

胃の役割

- 食べ物をためておく
- ためている食べ物を胃液と混ぜ、細かく砕く
- 食べ物をゆっくりと十二指腸に送り出す

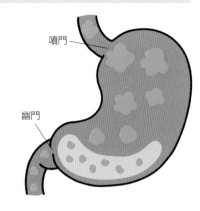

噴門

幽門

注目！

胃の入口を噴門といい、胃内容物の逆流防止の役割をしています。

胃の出口を幽門といい、十二指腸液の逆流を防止する役割と胃内容物の排泄調節機能があります。

胃切除後障害

噴門機能の喪失	● 胃液が食道に逆流する➡逆流性食道炎
幽門機能の喪失	● 食べ物がすぐに十二指腸に流れる ➡ダンピング症候群 ● 十二指腸液が逆流する ➡残胃炎、逆流性食道炎
貯蔵能の低下・喪失	● 一度に食べられる量が減る➡小胃症状 ● 胃から分泌される胃液の量が減る ➡ダンピング症候群、消化吸収障害 ● 食べ物が細かく砕かれない ➡ダンピング症候群、消化吸収障害

根拠 胃切除後に起こる胃切除後障害には、多彩な症状があります。

胃の役割、噴門と幽門の機能を理解し、胃切除によって失った機能を知ることで、なぜその症状が出現しているのか理解できます。

胃の主な疾患と治療

胃十二指腸潰瘍（消化性潰瘍）

- 胃十二指腸潰瘍は胃・十二指腸の粘膜損傷をきたし、さらに深部まで潰瘍が形成された状態を指します。
- 潰瘍が漿膜まで達すると、胃十二指腸潰瘍穿孔となり、手術の適応となります。

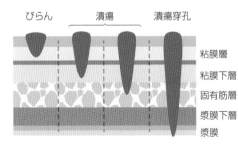

びらん　　潰瘍　　潰瘍穿孔

粘膜層

粘膜下層

固有筋層

漿膜下層

漿膜

注目！

粘膜だけの組織損傷をびらんといい、粘膜下層以下にまで達した場合を潰瘍と呼びます。

消化性潰瘍バランス説

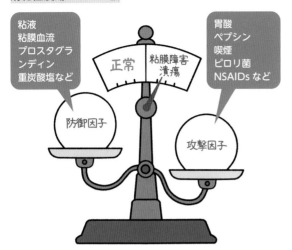

- 正常な状態では、攻撃因子と防御因子はバランスがとれていますが、バランスが崩れることで、粘膜が自己消化され、潰瘍が形成されます。
- その原因にピロリ菌、NSAIDs（非ステロイド性抗炎症薬）、ストレスなどが挙げられます。

 注目！

潰瘍の治療薬としてはヒスタミン H_2 受容体拮抗薬やプロトンポンプ阻害薬、カリウムイオン競合型アシッドブロッカーがあります。
ピロリ菌感染がある場合には、ピロリ菌の除菌を行うことで再発を防ぐことができます。

胃がん

- 胃がんは、最も内側にある粘膜の細胞が、何らかの原因によって、がん化（無秩序に増殖する状態への変化）することで発生します。
- 喫煙、塩分の摂りすぎ、ピロリ菌の持続的感染などが、胃がんの発生リスクを高めるといわれています。

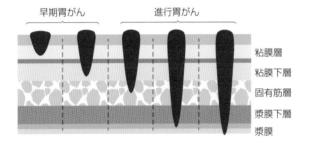

 注目！

粘膜、粘膜下層にとどまっているものが早期胃がんで、固有筋層以下に深く浸潤したものを進行胃がんといいます。
早期胃がんの段階では自覚症状がほとんどなく、かなり進行しても症状がない場合があります。

胃の切除範囲と手術の名称

- 胃がんの進行度に応じた標準治療をもとにして、本人の希望や社会的背景などを総合的に検討し方針を決めていきます。
- 手術では胃がんを含めた胃の一部もしくはすべてと胃の周囲のリンパ節を切除します。

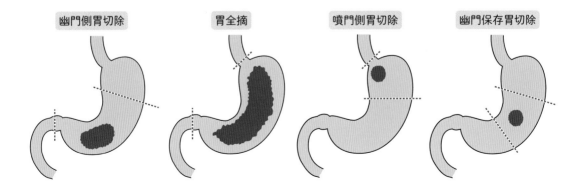

幽門側胃切除術

- 胃がんの手術のなかで最も多く行われている術式です。
- 胃下部〜中部に胃がんが存在する場合に、幽門を含めて胃の 2/3 を切除します。
- 再建法はビルロートⅠ法、Roux-en Y（ルーワイ）法が行われることが多いです。

幽門側胃切除術と再建法

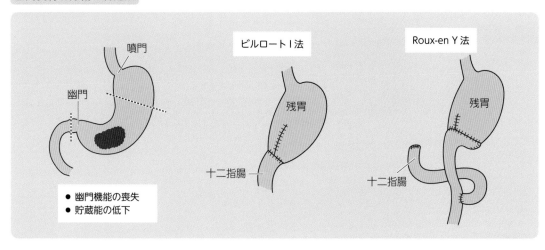

胃全摘術

- 胃をすべて切除する術式です。
- 胃上部の進行胃がんや、早期胃がんでも幽門側の胃を半分以上残すことが困難な場合に選択されます。
- 再建法は Roux-en Y（ルーワイ）法が行われることが多いです。

胃全摘術と再建法

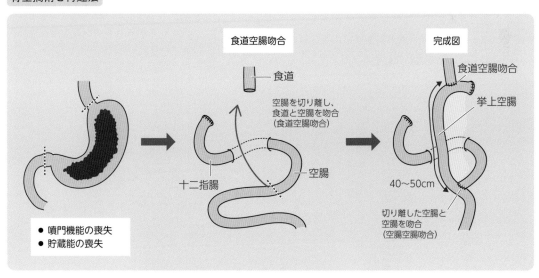

可能な限り胃を残すことが、術後の体重減少を軽減することにつながります。
近年は根治性を保ちつつ、できる限り胃全摘を避けるような試みがなされています。

噴門側胃切除術

- 胃上部の早期胃がんや食道胃接合部がん（食道と胃の境目にできるがん）の場合に選択されます。
- 胃の噴門側を 1/3〜1/2 程度切除します。
- 再建法は食道残胃吻合法、ダブルトラクト法、空腸間置法があります。

注目！

噴門機能の喪失により逆流性食道炎が起こりやすく、術後の QOL を大きく損ないます。そのため再建法にはさまざまな工夫がなされています。

噴門側胃切除術と再建法

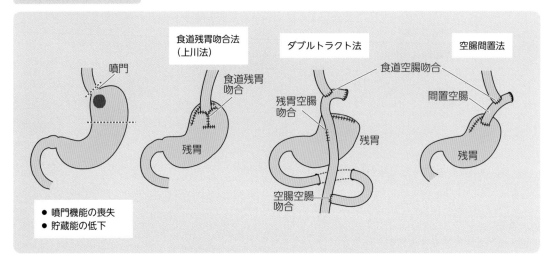

幽門保存胃切除術

- 胃中部の早期胃がんで、幽門と噴門から一定の距離がある場合に選択されます。
- 幽門が残っているので、食べ物がすぐに十二指腸に流れず、ダンピング症状や体重減少が軽減されます。

注意！

胃に食べ物が停滞しやすく、胃もたれや逆流症状、嘔吐などが起こることがあり、食べすぎには注意が必要です。

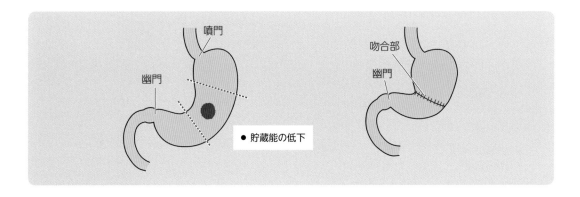

胃粘膜下腫瘍

- 胃の粘膜の下にできる腫瘍は、粘膜下腫瘍（submucosal tumor；SMT）と呼ばれます。
- 胃粘膜下腫瘍には、消化管間葉腫瘍（gastrointestinal stromal tumor；GIST）や平滑筋腫、神経鞘腫などがあります。

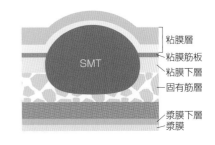

粘膜層
粘膜筋板
粘膜下層
固有筋層
漿膜下層
漿膜

胃 SMT に対する手術：胃局所切除術

- SMT は胃がんとは違い、リンパ節転移しにくいので、胃周囲のリンパ節の切除は必要とならないことが多いです。
- 手術は、腫瘍の周囲だけをくり抜くような局所切除が主に行われます。

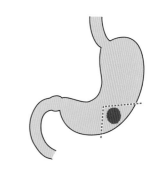

これも覚えておこう！

LECS

局所切除では胃の外から腫瘍を切り取るので、実際の腫瘍よりも広い範囲を切除してしまうことがあります。腹腔鏡内視鏡合同手術（Laparoscopic and Endoscopic Cooperative Surgery；LECS）は内視鏡（胃カメラ）を併用し、胃の内側と外側の両方から観察し切除範囲を見極めます。そうすることで、最小限の切除範囲となり変形が少なく、胃の機能が温存されます。

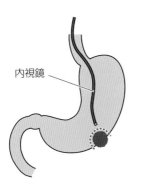

内視鏡

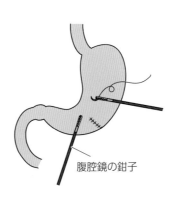

腹腔鏡の鉗子

④ 胃の術後ケア

手術後は、呼吸や循環はもちろんのことですが、体温の上昇や疼痛の増強、血液データの推移、ドレーン排液の性状などに注意して観察することが合併症の早期発見につながります。

🐾 胃の術後合併症

▮ 術後出血

腹腔内出血

- 広範囲なリンパ節郭清をするため、それに伴う出血が起こる可能性があります。

消化管出血

- 胃の切除部分や吻合部分からの出血になります。
- 保存的に経過をみることが多いです。

☑ バイタルサインの変化　　☑ ヘモグロビン（Hb）値の推移

> **注意！**　● 腹腔内出血は、手術後48時間以内に起こりうるとされていますが、まれに1週間経過してから起こることもあります。
> ● 輸血が必要なことが多いですが、出血量が多い場合には緊急で再度止血術になることもあります。

▮ 縫合不全

- 切除後の縫合部分が破たんした状態です。
- 術後2〜5日目から起こることがあります。
- ひどい場合は腹膜炎を起こすことがあり、絶食と抗菌薬の投与にて保存的に経過をみることが多いですが、時により手術になることもあります。

☑ ドレーン排液：濁った色調に変化（p.49参照）　☑ 発熱
☑ 腹痛や反跳痛
☑ 採血データ：炎症を示すCRP/WBCの値が上昇

> **注意！**　縫合不全を疑いましょう。速やかに医師に報告しましょう。

> **注意！**　発熱は症状として必ず出現しますが、腹痛や反跳痛など他の症状が起こらないこともあります。注意深く観察していきましょう。

▮ 膵液瘻

- 胃の後ろには膵臓があり、胃のリンパ節郭清時に膵臓と頭側で接しているリンパ節も郭清します。リンパ節が含まれている内臓脂肪の塊と膵臓とは見た目が似ていることもあり、リンパ節郭清などの際に傷つけられてしまうことがあります。
- 進行がんでは膵臓へがんが浸潤したり、癒着していることがあり、手術でそれを剥がす際に膵臓が傷つけられてしまうこともあります。
- これらの結果、膵液が漏れ出してしまうことがあります。

☑ ドレーン排液：深みのある赤色（ワインレッド）(p.139参照)
☑ 採血データ：炎症を示すCRP/WBCの値が上昇

> **注目！**　　膵液は周囲の組織や膵臓そのものまで溶かしてしまう強い性質をもっています。近くの動脈を溶かして大出血を起こす危険性もあり重大な合併症であることを覚えておきましょう。

> **注意！**　　膵液瘻の可能性があります。変化がみられた場合には、速やかに医師に報告しましょう。

腹腔内膿瘍

- 縫合不全による消化管内容の漏れや血液の塊、リンパ液の貯留への感染によって起こります。

☑ 発熱
☑ 腹部症状
☑ ドレーン排液：混濁
☑ 採血データ：炎症を示す CRP/WBC の値が上昇

 注目！
ドレナージ不良によっても起こることがあるため、きちんとドレーン管理ができているかしっかり観察しましょう。

創部感染

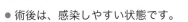

- 術後は、感染しやすい状態です。
- 創部の状態を清潔に管理することはもちろんですが、ドレーンが挿入されている場合には逆行性感染に注意して管理するようにしましょう。

☑ 創部の発赤・腫脹・疼痛
☑ 発熱
☑ ドレーン排液：性状や色調

イレウス

- 手術による腸管への機械的刺激や腹腔内感染や癒着など、腸がなんらかの原因によって蠕動運動を阻害された状態です。
- 絶食と輸液にて経過をみますが、改善しない場合は減圧チューブを挿入します。

☑ 腸蠕動音の亢進または消失
☑ 腹部膨満感や嘔吐
☑ 胸部 X 線写真：ニボー像

 注意！
金属音「カーン」という音が聞こえた場合は要注意です。

注目！
立位での撮影時のみに現れるものです。重力によって腸管内で腸液は下に、ガスは上に溜まることで、水平の液面像が形成されることでみられる所見です。

注目！

腹部膨満感
術後は、術中の腸管への刺激による腸蠕動の低下や麻酔の影響で、術直後～4日目ごろまで高い確率で腹部膨満がみられます。腸蠕動音も弱く排ガスもほとんどありません。また、腹痛や軽度の悪心が症状としてあることも多いです。術後4日目ごろを過ぎると腸蠕動運動が徐々に回復し、排ガス・排便があることで腹部膨満は改善してきます。吻合部の浮腫に関しては、術後4日目ほどでピークに達し、2週間程度で改善するといわれています。吻合部に浮腫が残存する場合は、浮腫による通過障害をきたすこともあり、これが原因で腹部膨満が持続することもあります。

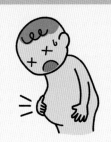

吻合部狭窄

- 胃と腸の吻合部が狭窄し、食べ物の通過障害が起こることです。
- 場合により、バルーンを用いて内視鏡的に狭窄部位を拡張する処置を行います。

☑ 嘔吐
☑ 腹部膨満感

輸入脚症候群

- 胃切除後、再建腸管の輸入脚という部分に狭窄や閉塞があり、腸の内容物が輸入脚内でうっ滞することが原因で起こります。
- 消化液の貯留に対して減圧処置をすることで軽快することが多いです。

☑ 上腹部痛・背部痛
☑ 腹部膨満感
☑ 嘔吐

注意！
- 緑色の胆汁を含む大量の嘔吐が特徴的です。
- 完全に閉塞してしまうと、無胆汁性の嘔吐になります。

注目！

輸出脚症候群
輸入脚症候群と同様に再建腸管の輸出脚での狭窄や閉塞が原因で起こります。症状としては、悪心・嘔吐・腹痛などがあります。

貧血と骨粗しょう症

鉄欠乏性貧血

根拠

- 血球成分に必須の鉄分の吸収が酸分泌低下とともに低下するため生じます。

悪性貧血

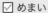
根拠

- ビタミン B_{12} 欠乏性貧血ともいわれています。内因子と呼ばれるビタミン B_{12} 吸収に必須の物質が、胃の摘出により欠如することで起こります。

骨粗しょう症

根拠

- 胃の切除により胃酸が減少することで、カルシウムやビタミン D の吸収障害が起こることから、骨粗しょう症となりやすいです。

☑ めまい
☑ 脱力感
☑ 倦怠感

注目！
それぞれの貧血の種類で、鉄剤やビタミン B_{12} 製剤が有効になります。

ダンピング症候群

● 胃は、食べ物を一時的にためて消化して十二指腸に送ります。しかし、手術により切除された胃はこれらの機能が低下しているため、食べ物がすぐに腸に流れてしまうことから、いくつかの症状がみられ、それらをダンピング症候群といいます。

早期ダンピング症候群

● 食後、すぐに食べ物が小腸に流れることにより起こります。

● 塩分や糖分など濃度の高いものがすぐに腸に流れてしまうと、腸管への水分移動が増えてしまうため、身体から水分が失われてしまいます。

● 食後 30 分以内に症状が出現することが多いです。

根拠

☑ 冷や汗
☑ 頻脈
☑ 血圧低下
☑ 脱力感
☑ 下痢や腹痛

晩期ダンピング症候群

● 食後に、食事内容物が急速に小腸へ流入するため、腸管で吸収することにより血糖値が一気に急上昇します。

● 血糖値を下げるために、膵臓からインスリンを過分泌してしまうため、血糖値が下がりすぎ、低血糖症状が出現します。

● 食後 2～3 時間後に症状が出現することが多いです。

根拠

☑ 冷や汗
☑ めまい
☑ 動悸
☑ 手指の震え

逆流性食道炎

● 胃切除による胃噴門部の逆流防止機構（仕組み）の障害で、消化液（胃液や胆汁・小腸液）が食道に頻繁に逆流することにより起こります。

● 薬物療法が主で、制酸薬や蛋白分解阻害薬の内服などが有効とされます。

☑ 胸やけ
☑ 胸痛

胃切除後のドレーン管理

　手術後は、腹腔内に貯留する血液やリンパ液などの排出と合併症の早期発見の目的としてドレーンが挿入されています。左横隔膜下や吻合部、膵上縁、膵断端など、術式によりドレーンが留置されます。ドレーン排液の性状は、術後問題ない場合は血性→淡血性→淡々血性→稀血性→漿液性へと変化していきます。

1 手術直後～翌日

術後出血に注意！

● ドレーン排液の性状や量を注意深く観察します。

● バイタルサインや全身状態の観察も怠ってはいけません。

● 採血をした際には、貧血が進行していないか Hb の値も確認しましょう。

注目！

● ドレーンから 100mL/ 時を超える血性の排液が確認できた際は、速やかに医師へ報告します。

● 活動性の出血が疑われ、緊急手術の可能性が高いため、他のバイタルサインや全身状態も含めて報告しましょう。

2 術後1日目～3日目

膵液瘻に注意！

- 術後3日目までは、膵液瘻のリスクが高いことから、ドレーン排液を検体として採取し評価します。
- 手術中に膵臓周囲のリンパ節郭清や膵臓の切除や損傷をしている場合には、膵液瘻が生じる可能性がとても高いため注意が必要です。
- 膵液瘻では、溶血することでドレーンからの排液はワインレッド色に色調が変化します。

注意！
- ドレーン排液の色調の変化を認めた際は、速やかに医師へ報告します。
- 膵液瘻が持続すると、動脈切離断端が破綻し、突然の腹腔内出血を生じることがあります。

注目！
- 膵液瘻の診断には、排液中のアミラーゼ値の測定が有用で、時間経過とともにアミラーゼ値が上昇し、数千単位となれば膵液瘻を発症していると判断できます。
- 膵液瘻の診断のためには腹部造影CT検査を行い、腹腔内の膵液貯留の有無を確認します。膵液瘻が疑われる場合は、ドレーンは抜去せずに留置を継続し、洗浄、持続吸引などの対策をとります。

3 術後4～7日目

縫合不全に注意！

- ドレーンより、胆汁・腸液様の排液が認められた際は縫合不全を疑います。
- 水溶性造影剤（ガストログラフィン®など）による経口やドレーンからの造影検査を行い縫合不全の有無を確認します。
- ドレナージ術が有効であれば、ドレーン留置を継続します。
- 絶飲絶食し、点滴による栄養管理を開始します。
- 縫合不全部位の減圧目的に胃管やイレウス管を挿入し、間欠的低圧持続吸引を行うことで、通常1～2週間程度の保存的加療で治癒することがほとんどです。

注意！ 食事を開始した時には、特に縫合不全を起こしやすいです。

注目！
- 発熱や腹部症状が悪化した場合は、ドレナージ不良により腹腔内膿瘍を形成している可能性があるため、早急に造影CT検査を行います。
- 腹腔内膿瘍を認めた場合は、ドレナージ術が検討されます。

ドレーンバッグの種類

- ドレーンバッグは「閉鎖式」と「開放式」に分けられますが、胃がんの術後のドレーンは「閉鎖式」が主となることが多いです。
- 逆行性感染が起こりにくいことや、排液の量や性状が観察しやすいことなどから、特に低圧持続吸引システムに接続されます（例：J-VAC®サクションリザーバー）。

J-VAC®サクションリザーバー

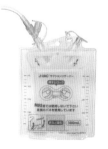

（画像提供：ジョンソン・エンド・ジョンソン株式会社メディカル カンパニー）

ドレーン抜去

- 長期間の留置は逆行性感染のリスクも出現します。
- 食事開始後ドレーン排液の性状・量ともに変化がなければ、ドレーン抜去を行います。
- 抜去前には、ドレーン排液のアミラーゼ値を確認しておくことや、ドレーン抜去後も抜去部位からの浸出液の有無を観察することを継続しましょう。

🐾 疼痛管理

- 術中・術後の痛みに関してコンロトールをしない場合、ストレスホルモンが多量に分泌されることで、術後の回復に影響をきたします。

■ 疼痛コントロールのポイント

- 安静時の痛みは、「ない」もしくは「弱い」状態を維持しましょう。
- 体動時の痛みは、「弱い」から「あるけれど我慢できる程度」に維持しましょう。
- 鎮痛薬の副作用を最小限に抑えましょう。

根拠　安静状態を保つことができます。

根拠　「深呼吸や咳」「体の向きを変えること」「歩行」などが可能で、早期離床による回復が促進されます。

注意！　鎮痛薬を使用することで、悪心・嘔吐・血圧低下など症状が出現することがあるので注意します。
PONV：postoperative nausea and vomiting
術後の吐き気は術後悪心・嘔吐といい、全身麻酔による手術の後に起こることがあります。30％に生じるといわれています。

■ 鎮痛薬の投与方法

硬膜外鎮痛法（epidural analgesia；EPI）

- 硬膜外腔にカテーテルを挿入して、そこからオピオイドや局所麻酔薬などを持続注入することで疼痛緩和を図ります。

経静脈患者管理鎮痛法（intravenous patient-controlled analgesia；IV-PCA）

- 経静脈からオピオイドを持続投与することで疼痛緩和を図ります。

	硬膜外鎮痛法（EPI）	経静脈患者管理鎮痛法（IV-PCA）
メリット	● 目的とする周囲に鎮痛が可能 ● 静脈投与よりオピオイドの投与量が少なくてよい	● 創の部位によらず使用することが可能 ● 効果発現が早い ● 抗凝固療法や抗血小板療法を行っていても実施可能
デメリット	● 硬膜外カテーテル挿入による血腫や神経損傷などの合併症 ● 刺入部の感染リスク ● 局所麻酔薬の濃度や投与量により運動神経機能低下（下肢のしびれ、運動障害の有無） ● 吐気や嘔吐 ● 交感神経遮断による血圧低下 ● カテーテル管理	● EPIと比べ体動時の鎮痛効果が劣る ● 経静脈よりオピオイドを投与するため呼吸抑制はEPIと比べて出現しやすい ● 消化機能の回復が遅い

注意！　硬膜外カテーテルには目盛があるので、手術看護記録を確認し、何cmで挿入されているのか、抜けていないか？深く入っていないか？など観察をしましょう。カテーテルの位置が変わると、目的の部位への鎮痛効果が得られなくなります。カテーテルはテープで固定されているだけであることが多く、体を動かすことにより抜けてくることもあるため、挿入部を観察し異常がある際はすぐに医師へ報告しましょう！

痛みの評価

- 患者がどの程度痛みを感じているかを評価することはとても大切です。
- 痛みの強さは、主観的な感覚のため、評価スケールを使用することで患者の痛みを看護師や医師が共通して認識することができます。

NRS：Numerical Rating Scale

0：痛みなし　1〜3：軽い痛み　4〜6：中程度の痛み　7〜10：強い痛み

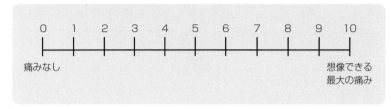

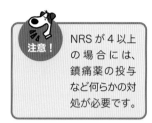

注意！ NRS が 4 以上の場合には、鎮痛薬の投与など何らかの対処が必要です。

退院時の食生活の指導

- 胃の手術後は、胃の容量が少なくなるため食事をためておくことが難しく、またダンピング症候群の予防も必要になります。
- 分割食をすることで 1 日の必要な栄養を補いましょう。

退院後の食事のポイント

- 1 度に多くの量を食べるのではなく、1 回量を少なめにし 5〜6 回に分けて食べましょう。
- 消化がしやすいよう、よく噛みましょう。
- 規則的な時間に食事をしましょう。
- 食後 30 分前後は、身体を起こした状態で休みましょう。
- 不足しがちな栄養素として、カルシウム・ビタミン D・鉄を意識して摂りましょう。

根拠 カルシウムやビタミン D は骨粗しょう症の予防になり、鉄は貧血の予防になります。

これも覚えておこう！

胃瘻
術後に食事摂取が十分に見込めない場合は、腸瘻を造設することがあります。退院時には、腸瘻のケアと栄養剤の投与方法の習得が必要となるため、入院中から患者への指導を行います。

患者家族の理解と協力
「誰が食事をつくるのか」ということも重要です。患者だけでなく家族の理解や協力も必要になることもあるため、退院後を意識しながら入院中より関わっていきましょう。

⑤ 結腸の解剖・主な疾患と治療

大腸は腹腔内をぐるりと一周する管腔臓器です。主に水分の吸収と便の形成を行っています。結腸は大腸の一部で、直腸より口側の部分をいいます。ここでは、結腸の解剖と、結腸がんについて解説します。結腸切除術後は腸閉塞や縫合不全の発生に注意が必要です。

結腸の解剖

結腸の各部位

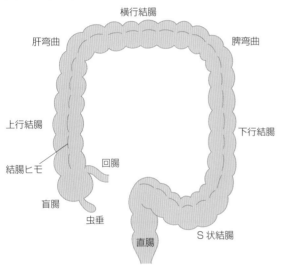

腹部X線画像

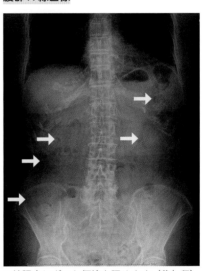

● 結腸内にガスと便塊を認めます（黄矢印）。

結腸を栄養する血管

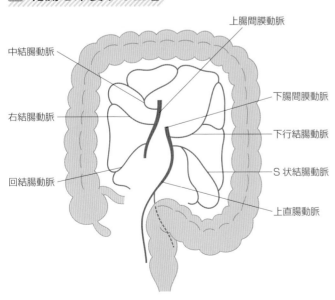

● 大腸は1.5〜2m前後の管腔臓器です。

● 結腸は便の輸送や水分・塩類の吸収をしています。

● 結腸は左上を境に口側は上腸間膜動脈から、肛門側は下腸間膜動脈から栄養されています。

🐾 結腸の主な疾患と治療

大腸がんの特徴は？

● 大腸がんの発生には生活習慣が関わっているとされており、喫煙・飲酒・肥満などが発生のリスクを上げるといわれています。

● 一部の大腸がんは遺伝性の疾患で、濃厚な家族歴があります。

● 2019 年は 155,625 人が大腸がんに罹患しており、罹患数としてはがん全体のなかで第 1 位、死亡数は肺がんについで第 2 位です。罹患数、死亡数ともに年々増加傾向です [1]。

大腸がんのステージ分類

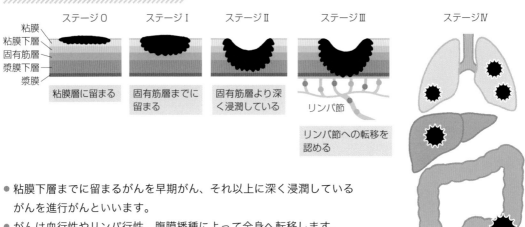

● 粘膜下層までに留まるがんを早期がん、それ以上に深く浸潤しているがんを進行がんといいます。

● がんは血行性やリンパ行性、腹膜播種によって全身へ転移します。

● 大腸がんは特に肝臓や肺への転移が多いです。

結腸がんの主な症状

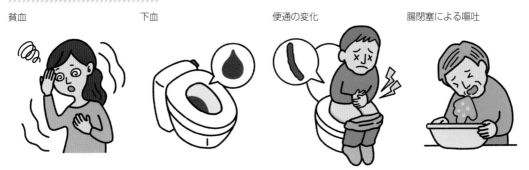

● 右側結腸がん（盲腸〜横行結腸）では、貧血などが多く見られます。

● 左側結腸がん（下行結腸〜S 状結腸）では、下血や便通の変化（便の狭小化や下痢）が多いです。

● いずれも進行することで腸閉塞をきたします。右側大腸では便が液状〜泥状ですが、左側大腸ではより硬い便となるため左側の大腸がんのほうが腸閉塞症状が出やすいです。

結腸がんの診断

- がんの確定診断のためには、大腸カメラによる腫瘍の生検が必須です。
- がんの進行度（ステージ）を臨床的に診断するために、胸部〜骨盤の CT 検査が有用です。
- その他、転移の検索として PET 検査を行うこともあります。

＊下の画像は同一の患者のものではありません。

大腸カメラ　　　　**CT 検査**　　　　**PET 検査**

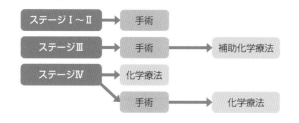

結腸に半周性の進行がんを認めます。

上行結腸に不整な壁肥厚として描出されています。

肝臓に異常集積を認め肝転移と診断。

結腸がんの治療 [2]

```
ステージⅠ〜Ⅱ  →  手術
ステージⅢ    →  手術  →  補助化学療法
ステージⅣ    →  化学療法
              手術  →  化学療法
```

- ステージⅠ〜Ⅱでは根治を目指して手術治療を行います。
- ステージⅢでは手術治療の後に半年の補助化学療法を追加で行います。
- ステージⅣの場合は遠隔転移があるため、基本的には化学療法となります。

結腸がんの手術の切除範囲

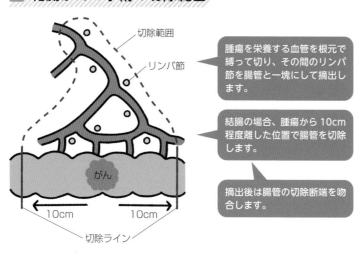

切除範囲
リンパ節
がん
10cm　10cm
切除ライン

腫瘍を栄養する血管を根元で縛って切り、その間のリンパ節を腸管と一塊にして摘出します。

結腸の場合、腫瘍から 10cm 程度離した位置で腸管を切除します。

摘出後は腸管の切除断端を吻合します。

- 近年は手術技術や器具・器械の進歩により腹腔鏡で手術を行うことが一般的になってきました。
- 腹腔鏡では開腹手術に比べ、術後の傷の痛みが軽減され、創感染などの合併症の頻度が下がります。
- さらに最近では、こうした従来型の腹腔鏡手術に加えてロボット支援型腹腔鏡手術が行われるようになり、より精緻な手術が可能となっています。

■ 結腸がんの手術による傷（切開創）

開腹手術

正中に
約20cm
程度

腹腔鏡手術

臍部に
5cm程度
左右腹部に5
〜10mmの
傷が4カ所

ロボット手術

恥骨上に
5cm程度
その他8〜
15mmの傷
が4カ所

＊症例により創の位置には違いがあります。

■ 結腸がんの術式[2]

● それぞれがんに栄養している血管を根元で切り、その間のリンパ節をがんと一緒に切除します。

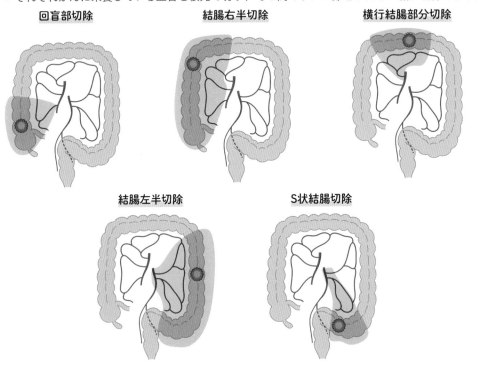

回盲部切除 　　　　結腸右半切除 　　　　横行結腸部分切除

結腸左半切除 　　　　S状結腸切除

■ 吻合方法

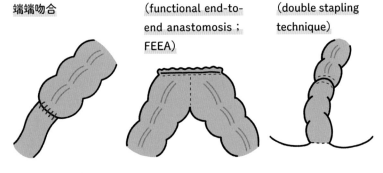

**手縫い
端端吻合**

**機能的端端吻合
（functional end-to-
end anastomosis；
FEEA）**

**DST
（double stapling
technique）**

● 手縫い吻合に比べ、自動縫合器を用いた吻合（FEEAやDST）のほうが手術時間も早く安定しているため基本的には器械を用いた吻合を行います。

● 回盲部切除〜S状結腸切除（肛門側の腸管が長く残る場合）はFEEAを行います。

● S状結腸切除〔肛門側の腸管が短い場合（約20cm以内程度）〕はDSTを行います。

⑥ 結腸の術後ケア

結腸がんの部位と切除範囲により術式が選択され、リンパ節郭清と結腸切除を行います[1]。たくさんの術式がありますが、気をつけるポイントは同じです。縫合不全、イレウス、創感染が主な合併症です。

🐾 結腸の術後観察ポイント

☑ お腹の状態は？
- 痛みの部位 ● 腹部膨満
- 腹膜刺激状

☑ 便・ガスの状態は？
- 排便 ● 排ガス ● 出血

☑ 熱はないか？
- 炎症 ● 創部の状態
- 浸出液の性状
- ショック症状

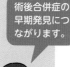

術後合併症の早期発見につながります。

これも覚えておこう！

結腸切除術の種類
切除部位により、
- 回盲部切除術
- 結腸右半切除術
- 横行結腸切除術
- 結腸左半切除術
- S状結腸切除
に分けられます。

🐾 結腸の術後合併症

🩹 術後出血

- 創部の出血・皮下血腫・血性排液は、術後出血を疑います。
- 術後48時間以内の術後出血に注意し、ドレーンから100mL/時の血性排液があれば、医師に報告します。
- コアグラでドレーンが閉塞しやすいです。
- ドレーン脇からの血性排液の漏れにも注意します。

☑ バイタルサイン
- 頻脈 ● 血圧低下 ● 頻呼吸 ● 発熱

☑ 血液検査
- ヘモグロビン値低下 ● 白血球数増加 ● CRP上昇

注意！ ドレナージが適切でないと、ドレーン排液は漿液性のこともあり得ます。術後出血に早期に気づくために、腹部症状やバイタルサイン、ショック症状などを観察します。

ショックの5徴候（5P）

- 蒼白（pallor）
- 虚脱（prostration）
- 冷汗（perspiration）
- 脈拍不触（pulselessness）
- 呼吸不全（pulmonary insufficiency）

よくあるギモン

結腸切除でドレーンを入れる場合と入れない場合があるのはなぜ？
他臓器への浸潤が少ない定型的な結腸切除の場合（特に腹腔鏡下手術）は、術後出血、縫合不全とも非常に発生頻度が低いので、ドレーンの意味はほぼありません。ドレーンを留置することで刺入部に感染が起こることもあります。結腸手術では、SSI（surgical site infection）予防のためにドレーン留置を行わなくてもよい[2]とされています。ただし他臓器への浸潤などで定型的な手術とならなかった場合に、ドレーンを挿入することがあります。

縫合不全

- 縫合不全とは、手術で縫合した腸管や粘膜、皮膚および血管の吻合部が離開し、破綻した状態をいいます。
- 腹腔内に腸内溶液が漏れて、腹膜炎や敗血症を起こすことがあります。
- 発熱、頻脈、頻呼吸、腹痛、ドレーン排液の混濁、強い炎症反応があれば縫合不全を疑います。
- 術後3〜7日目に明らかになることが多いです。
- 汎発性腹膜炎（腹膜刺激症状）や敗血症の場合には、緊急手術が必要です。
- 腹膜炎や敗血症でなければ、保存的に経過をみます。
- 保存的な治療では、ドレナージ、抗菌薬投与、絶飲食、TPN（中心静脈栄養）を行います。
- ドレナージが最も重要です。週に1〜2回瘻孔造影とドレーン入れ替えを繰り返しながら、膿瘍腔が小さくなるのを待ちます。
- 食事制限の苦痛と回復が遅れることへの不安を考慮したケアが必要です。

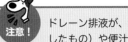

注意！ ドレーン排液が、腸液様（どろどろしたもの）や便汁様（便のようなもの）に変化したり、腹膜刺激症状がみられたら、すぐに医師に報告します。

腸液様（左）と便汁様（右）の排液

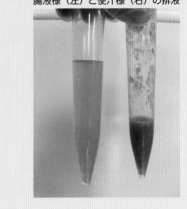

注意！ ◎腹膜刺激症状
腹膜炎になると、以下の症状がみられます。
- **筋硬直（筋性防御）**
腹膜に強い炎症が及び、脊髄反射によりその領域の腹筋が無意識に硬くなります。
- **反跳痛（ブルンベルグ徴候）**
圧痛のある部位を強く圧迫し、急に手を離すと鋭い痛みを感じます。
- **タッピングペイン**
腹壁を軽く叩くと腹膜が振動して痛みが響きます。

☑ バイタルサイン
- 発熱 ● 頻脈 ● 頻呼吸

☑ 血液検査
- 白血球数増加 ● CRP上昇

縫合不全の原因

- 手術手技の問題
- 吻合部の血流・緊張の問題
- 吻合条件（腸管浮腫や炎症、腹腔内感染があるなど）
- 患者の全身状態・栄養状態（高齢、組織脆弱、糖尿病で末梢血流不良など）

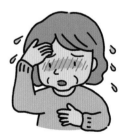

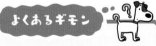
よくあるギモン

縫合不全の緊急手術がストーマ造設になるのはなぜ？
縫合不全が起こった場合、吻合部は炎症のため硬く、もろくなっていることが多いです。吻合部の腸管が血流不足により壊死していることもあり、確実に初回の手術より吻合条件に適さない状況となっています。患者側の要因も考えられ、再度縫合不全のリスクがあります。そのため縫合不全の手術は、腹腔内洗浄、ドレーン挿入、吻合部口側腸管（回腸や横行結腸）にストーマ造設し、ドレナージをしっかりすることが基本となります。

■ イレウス（腸閉塞）

- 腸閉塞とは、何らかの原因によって腸管内容物（食べ物や胃液、腸液やガスなど）の肛門側への移動が障害される状態をいいます。
- 主な症状は、**腹部膨満、悪心・嘔吐、腹痛、排便・排ガスの停止**です。
- 術後の腸閉塞の多くは、腸管癒着によって起こる<u>機械的腸閉塞</u>です。
- 絞扼性腸閉塞を除いた機械的腸閉塞は、単純性腸閉塞といいます。
- 軽症の場合には、絶飲食、輸液療法、腸管運動促進薬（パントシン®や大建中湯など）で腸の動きを改善する保存的治療を選択します。
- 悪心・嘔吐、腹部膨満などの症状が強い場合は、<u>減圧チューブ</u>を挿入します。
- 嘔吐や減圧チューブからの排液が多い場合は、脱水や電解質異常に注意し、適宜補液します。
- 保存的治療で改善しない場合には、約1週間を目安に手術療法が選択されます。

注目！
機械的腸閉塞のなかでも絞扼性腸閉塞（血行障害を伴い腸管壊死を引き起こす）の場合は、緊急手術の適応となります。

注目！
減圧チューブには、経鼻胃管とイレウス管があり、経鼻胃管で改善がみられない場合や小腸の拡張が著明な場合にはイレウス管を用います。

☑ 腹痛の変化
☑ 脱水を示す所見
- 頻脈 ● 尿量 ● 減圧チューブの排液量
- 血液検査（電解質・腎機能）

注意！
◎**減圧チューブの排液量**
減圧チューブから排液される消化液のほぼすべてが、本来は再度吸収されるはずのものです。排液が多い場合は（1日に1L以上排液されることもあり）、その分どんどん脱水状態になります。脱水の程度に応じて、輸液補充のペースを把握しておくことが重要です。

注意！
◎**重症度によって治療法が変わる！**
- 腹部X線写真のニボー像（鏡面像）で診断し、治療法を選択します。
- CT画像で、血流障害や腸管拡張・虚脱をみて判断します。

これも覚えておこう！

イレウスで抗菌薬を投与する理由
腸管内で異常増殖した腸内細菌が腸管内圧上昇により血流などに移動する、いわゆるバクテリアルトランスロケーションを予防するためです。

よくあるギモン

イレウス管は吸引したほうがいいの？
自然排液でドレナージがうまく効いていない場合には吸引することがあります。間欠持続吸引の設定は、吸引圧5～30cmH₂O、吸引時間30秒、休止時間30秒で行うことが多いです。長時間の持続吸引や高圧吸引では、腸粘膜が吸引され、壊死や腸管穿孔を起こす危険性があるためです。

▨ 創部感染

- 結腸手術は無菌操作ではないので、感染が起こりやすい傾向があります。
- 主な症状は、創部の発赤、腫脹、熱感、疼痛などです。
- 術後2〜3日以降に起こることが多いです。
- 治療は、創部の開放による膿のドレナージが最も重要です。

注目！

細菌の温床となる壊死組織はできるだけ取り除き（デブリードマン）、細菌数を減らすために毎日創部の洗浄を行います。軽度の創感染であれば、この方法で治癒します。

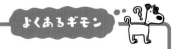

よくあるギモン

術前にカナマイシンやフラジール®などの抗菌薬を使用することがあるのはなぜ？

結腸の手術に伴う合併症のなかで、創部感染は比較的多い合併症です。カナマイシンとメトロニダゾール（フラジール®）を機械的腸管前処置に合わせて術前に内服（化学的腸管前処置という）したほうが、内服しないより創部感染を減らすことができるという臨床試験結果があります。大腸切除の場合、投与することがガイドライン[3]で推奨されています。

☙ 疼痛コントロール

- 術後の疼痛は、創部痛だけでなく、腸蠕動痛、ドレーン挿入による痛みなどが考えられます。腸閉塞や縫合不全、感染など術後合併症に関連した痛みの可能性もあります。
- 早期離床が重要です。離床時は必ず痛みをコントロールしてから開始しましょう。
- 疼痛による睡眠や離床への影響をとらえ、治療への意欲を高められるよう、適切なケア（体位の工夫や創部の保護、鎮痛薬の効果的な使用など）を行いましょう。

注意！

◎痛みのアセスメント
- 患者が痛みを訴えた時、単に鎮痛薬を投与して終わりではいけません！
- 重篤な合併症による痛みではないかアセスメントすることが大事です。

▨ 術後に患者が痛みを訴えたらどうする？

バイタルサインチェック
- ショックバイタルであれば重篤な合併症の可能性が大きいです。
- 術後出血、縫合不全による腹膜炎など腹部に原因がある場合のほか、心筋梗塞や肺塞栓などの場合もあります。

ドレーン排液をみる
- ドレーン排液が血性であれば術後出血、腸液様であれば縫合不全を疑います。

お腹をみる
- 腹膜刺激症状の有無が最も重要です。
- 腹膜刺激症状があれば縫合不全による腹膜炎を疑います。

創部をみる
- 創感染による痛み、発赤・腫脹・熱感がないか確認します。

これも覚えておこう！

術後の疼痛コントロール
術後、悪心や腸管麻痺は非常に重要な問題となります。オピオイドはできるだけ少量として、局所麻酔薬（硬膜外鎮痛）、非ステロイド性抗炎症薬（NSAIDs）、アセトアミノフェンなどの作用機序が異なる薬を使って、それぞれの副作用を減らすことが重要です。

🐾 結腸切除後の生活指導

🔷 結腸切除による変化と注意点

- 結腸（特にＳ状結腸）を切除すると、しばしば便の様子が変わります。
- 大腸の蠕動運動が障害されることによる便秘や、癒着による腸管の狭窄も考えられます。
- 食事や水分の摂取方法を工夫し、排便状況を観察して、便秘や下痢を予防しましょう。
- 運動と休息のバランスを整えましょう。散歩や体操から体を慣らしていきましょう。

根拠 腸からの水分の吸収が減少することで軟便や下痢になりやすくなります。

根拠 適度な運動は腸の血行をよくして働きを活発にし、腸閉塞の予防にもつながります。

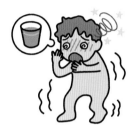

注意！ ◎脱水に注意！
- 下痢が続いたり、下痢を気にかけるために水分を控えてしまい、脱水状態を招くことがあります。
- とくに高齢者の場合は脱水を起こしやすいので注意し、こまめに水分を摂るように促しましょう。

脱水の症状

- 口の渇き
- ツルゴール（皮膚の張り）低下
- 立ちくらみ
- 微熱
- 食欲不振
- 身体がだるい・重い
- 尿の色が濃い・量が少ない

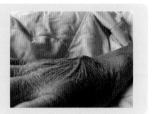

🔷 結腸切除後の食事のポイント

- 術後3〜6カ月は腸の動きが整っていないため、食べすぎに注意しましょう。
- 食事制限はありませんが、食物繊維の摂りすぎに注意し、消化のよいものを摂るようにしましょう。
- 食事の時間を規則正しくしましょう。
- 飲酒は可能ですが、飲みすぎには注意しましょう。

これも覚えておこう！

術後の食事形態（当院の場合）

- 術後1日目：飲水開始
- 術後2日目：昼食から流動食
- 術後3日目：3分粥
- 術後4日目：5分粥
- 術後5日目：常食

＊食事摂取量に合わせて点滴を行い、腹部症状を確認しながら徐々に食事の形態を変えていきます。

🔷 排便コントロール

- 腸が浮腫んでいたり、糖尿病や栄養状態の悪い人では、縫合不全になりやすい傾向があります。
- 生活のリズムを整え、いつもの時間帯に排便があるように習慣をつけましょう。

食べすぎや便秘に注意しましょう！

7 直腸の解剖・主な疾患と治療

直腸は大腸の一部で、結腸から連続して肛門管までをつなぐ骨盤内の腸管です。
直腸周囲には排尿機能や性機能を司る自律神経があり、手術により影響を受けることがあります。

直腸の解剖

直腸の各部位

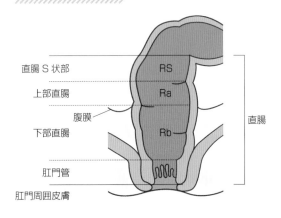

- 直腸S状部　RS
- 上部直腸　Ra
- 腹膜
- 下部直腸　Rb
- 肛門管
- 肛門周囲皮膚
- 直腸

直腸周囲の血管・神経

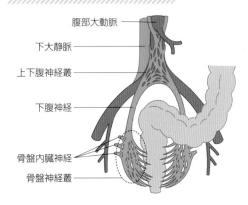

- 腹部大動脈
- 下大静脈
- 上下腹神経叢
- 下腹神経
- 骨盤内臓神経
- 骨盤神経叢

直腸周囲の構造

前から見た断面

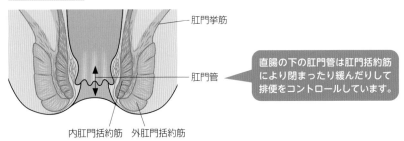

- 肛門挙筋
- 肛門管
- 内肛門括約筋　外肛門括約筋

> 直腸の下の肛門管は肛門括約筋により閉まったり緩んだりして排便をコントロールしています。

横から見た断面（左：男性、右：女性）

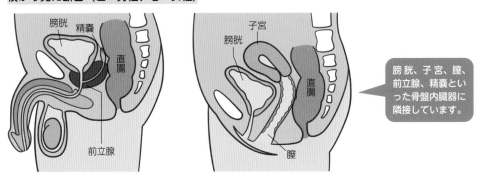

- 膀胱　精嚢
- 直腸
- 前立腺
- 子宮
- 膀胱
- 直腸
- 膣

> 膀胱、子宮、膣、前立腺、精嚢といった骨盤内臓器に隣接しています。

🐾 直腸の主な疾患と治療

🔲 直腸がんに対する手術

- がんのある部位や進行度などによって術式が決定されます。
- 手術のアプローチ法には開腹手術、腹腔鏡手術、ロボット手術などがあり手術創の長さや位置が異なります。
- 永久または一時的な人工肛門（ストーマ）が造設される可能性が高い場合には、術前にオリエンテーション、ストーマサイトマーキングを行い、術後はストーマケアの指導が必要です。

直腸がんの手術創

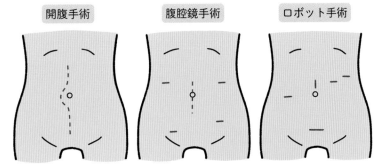

開腹手術　　腹腔鏡手術　　ロボット手術

＊症例により創の位置には違いがあります。

これも覚えておこう！

一時的人工肛門
直腸の切除後、肛門が温存されて腸管再建（腸吻合）が行われても、吻合部が肛門に近い、腸管の状態が悪い（閉塞性腸炎、浮腫、放射線治療後など）や全身的併存症（コントロール不良の糖尿病、ステロイド投薬中、低栄養状態など）などの縫合不全のリスクが高い因子がある場合は一時的人工肛門（covering stoma, diverting stoma）を回腸または横行結腸に造設することがあります。直腸吻合部が落ち着いた頃に人工肛門閉鎖術を行い、元の肛門からの排便を可能にします。

🔲 前方切除術

- がんから肛門側に 2〜3cm の位置で直腸を切離します。がんから口側は約 10cm 切除します。
- 残った結腸を骨盤内に誘導して、自動縫合器を用いた器械吻合を行います。
- 肛門側にまだ直腸が残せるときに可能な術式です。

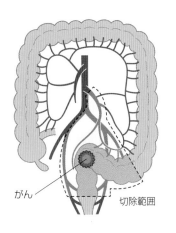

がん　　　　切除範囲

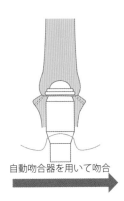

自動吻合器を用いて吻合

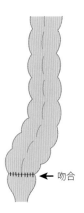

← 吻合

よくあるギモン

高位前方切除術と低位前方切除術の高位と低位って？

直腸の切離・吻合の位置が腹膜翻転部（＝上部直腸 Ra と下部直腸 Rb の境界）より上だと高位前方切除術、下だと低位前方切除術になります。

腹腔内臓器は表面を腹膜で覆われています。解剖の項（p.104）のイラストにあるように、骨盤の中では上部直腸や膀胱、子宮は表面に腹膜がありますが、下部直腸や膣、精嚢・前立腺は腹膜翻転部よりも下の臓器になります。

括約筋間直腸切除術（inter-sphincteric resection；ISR）

- がんが肛門の近くに及んでいる場合でも、がんの深達度や肛門からの距離によっては肛門を温存できる場合があります。
- 内肛門括約筋（一部もしくは全部）を切除しますが外肛門括約筋は温存されます。
- 肛門側から手縫いで結腸と肛門管を縫合して吻合します。
- 縫合不全のリスクが高いこと、術直後は肛門機能が低下していることから、吻合部や肛門を安静にするために一時的人工肛門も造設します。

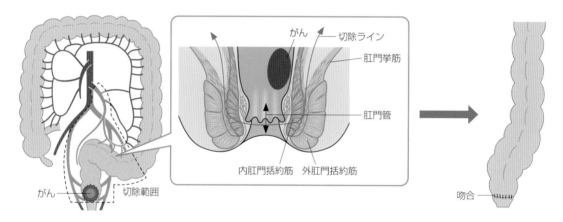

腹会陰式直腸切断術（abdominoperineal resection of rectum；APR）／マイルズ（Miles）手術

- がんが肛門の近くに及んでいてがんを遺残なく切除するために肛門を温存できない場合に行います。
- 腹腔側と会陰側から直腸を肛門ごとくり抜くように切除します。
- 残った口側の結腸はそのまま永久の人工肛門になります。

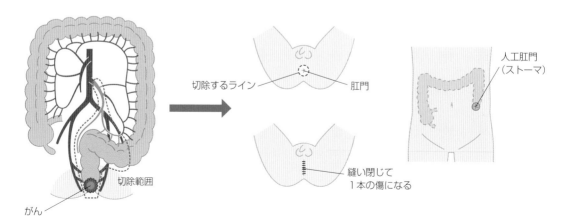

ハルトマン手術（Hartmann's operation）

- がんを含めて直腸は切除しますが、そのまま腸管再建は行わずに肛門側の腸管は閉鎖したままにして、口側の腸管は人工肛門とする術式です。
- 縫合不全のリスク、がんの局所再発のリスク、排便障害のリスクなどさまざまな要因で吻合が望ましくない場合に選択されます。
- そのまま永久の人工肛門の予定で行われる場合も多いですが、緊急手術でなされたハルトマン手術の場合には後日にストーマを閉鎖して腸管再建術が行われる場合もあります。

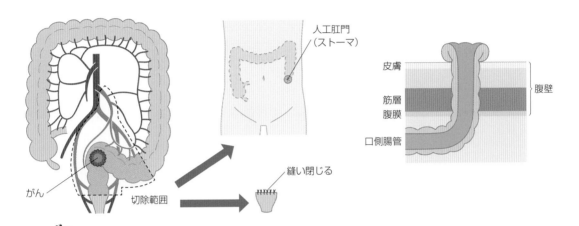

注意！

◎手術時に留置されるドレーン
- 直腸がん手術後はだいたい仙骨前面にドレーンが留置され、骨盤内の出血がないか、吻合部からの腸液の漏出（縫合不全）がないかを確認します。
- また、直腸の吻合が行われる前方切除やISRでは経肛門的ドレーンも留置され、直腸内の減圧を行い吻合部の負担を軽減します。
- どちらも経口摂取が開始され、排便が認められるようになった頃（術後約1週間）に抜去されます。

経肛門的切除術

- 肛門に近い早期がんに対して、肛門からがんを含む直腸壁の一部を切除する術式です。
- リンパ節の郭清は行われません。
- 肛門を広げて直視下で切除を行う方法のほか、肛門から腹腔鏡手術と同様の要領で直腸を空気で広げながら内視鏡下で切除を行う経肛門的低侵襲手術（transanal minimally invasive surgery；TAMIS）も行われています。

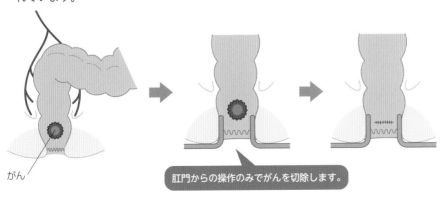

がん

肛門からの操作のみでがんを切除します。

大腸全摘術

潰瘍性大腸炎や家族性大腸腺腫症の患者さんに対して大腸全摘術が行われる場合があります。

大腸全摘後は回腸嚢（回腸末端を袋状に形成して便貯留能を持たせたもの）と肛門（管）を吻合します。

手術時に一時的な回腸人工肛門が造設されることが多く、後日、人工肛門閉鎖術を行います。

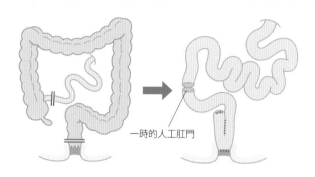

一時的人工肛門

⑧ 直腸の術後ケア

直腸の手術後は、術後合併症への早期対応、心身へのケアが大切になります。術式によっては、永久的人工肛門となる恐れもあり、精神的ケアに加え周囲の支援体制を考慮したケアが必要になります。

🐾 直腸の術後合併症と観察のポイント

後出血

- ☑ 創部や腹腔内ドレーンからの出血量
- ☑ 頻脈
- ☑ 血圧低下
- ☑ 採血データ

> **注意！** 腹会陰式直腸切断（マイルズ）術では骨盤腔での血管切離や広範囲の切除により出血量が多くなる傾向にあります。

ストーマ合併症

● ストーマの色が暗赤・暗紫色の場合は血行不全が疑われます。

- ☑ 陥没（吻合部離開）
- ☑ 壊死
- ☑ 人工肛門周囲膿瘍
- ☑ 狭窄
- ☑ 瘻孔
- ☑ 皮膚びらん
- ☑ ストーマ浮腫
- ☑ ヘルニア
- ☑ 出血

> **根拠** 術直後の人工肛門は浮腫があるため傷つきやすく、容易に出血し、壊死や陥没を起こしやすい状況にあります。

縫合不全

● 吻合部から腹腔内に腸液が流出すると、腹膜炎を発症することもあります。

- ☑ 人工肛門縫合部・腹部創・会陰創からの出血
- ☑ 創部離開

> **注意！**
> ● 術直後でも起こりえますが、腸管浮腫が取れる 3〜7 日目前後に起こりやすいです。
> ● ドレーン排液の性状やにおいなどの観察が必要になります。

感染

● セミファーラー位やミルキングで骨盤内腔ドレーンのドレナージを行い、死腔炎や凝血塊による閉塞を予防します。

- ☑ 創部の発赤・腫脹・熱感・疼痛

> **注意！** マイルズ術では、死腔に浸出液が貯留し、感染や膿瘍形成を起こすおそれがあります。

■ 腸閉塞

- 大腸は、常在菌保持・腸管壁の希薄・血流が少なく循環不全を起こしやすいという特徴に加え、手術前の腸内容物の残存・手術中長時間の腸管露出・麻酔による腸管麻痺により腸閉塞を起こすおそれがあります。

> **注意!** 特にマイルズ術では、後腹膜の損傷範囲が広く術後早期に起こしやすくなります。

☑ 腹部症状
☑ 悪心・嘔吐

> 早期離床を図り、腸蠕動を促進させましょう。

🐾 直腸の術後ケアのポイント

■ 鎮痛ケア

- 手術に伴う痛みは、術後3日目まで強いといわれています。
- 痛みは、さまざまな意欲の減退につながります。
- 許容範囲で積極的な鎮痛薬の使用、環境調整や体位調整などの非薬理学的な鎮痛ケアを併せて行い、せん妄や離床遅延などを回避しましょう。
- 効果を確認するため、鎮痛薬使用前後で疼痛スケールを用いて疼痛評価を行いましょう。

> **根拠**
> - スタッフとの共通認識を得るために、同じ基準を用いて評価することが大切です。
> - 痛みは主観なので、患者本人にしかわかりません。コミュニケーションを図り、痛みの評価を行いましょう。

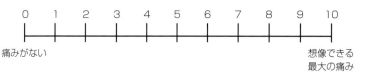

これも覚えておこう!

視覚的アナログスケール（Visual Analogue Scale；VAS）

痛みがない　　　　　　　10cmのスケールを使用　　　　想像できる最大の痛み
0　　　　　　　　　　　　　　　　　　　　　　　　　　　100（10）

数値的評価スケール（Numerical Rating Scale；NRS）

0　1　2　3　4　5　6　7　8　9　10

痛みがない　　　　　　　　　　　　　　　　　　　　想像できる
　　　　　　　　　　　　　　　　　　　　　　　　　最大の痛み

術前から視覚的アナログスケールや数値的評価スケールなどの疼痛スケールを用いた痛みの評価について患者に説明し、術後に活用していきましょう。

早期離床

- 早期離床は、イレウスや呼吸器合併症の予防につながります。
- 手術翌日から鎮痛薬などを用いて、積極的に開始しましょう。

注意！ 高齢者の離床遅延は、ADL低下に直結します。

ストーマ管理

- 術直後はストーマ合併症の有無を観察し、適切に装具管理を行う必要があります。
- セルフケアのため、入院中から知識や手技が獲得できるように指導が必要になります。

注目！ ストーマ破棄・交換、皮膚の観察やスキンケア方法、異常時の対応、業者との連絡の取り方など。

ドレーン管理

- ドレーン排液の量、性状などの観察を行いましょう。
- ドレーンの走行を理解し、適切にドレナージが行える場所に固定し、離床時には誤抜去が起こらないようにしましょう。

根拠 術後の後出血の有無や、排液が混濁を認めた場合は感染の徴候などがわかります。

排便障害

- 肛門機能を温存した術式でも、貯留機能の低下により排便障害をきたしやすく、排便回数の増加、便失禁、便失禁に伴う皮膚トラブルが起こりやすくなります。

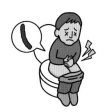

排尿障害

- 直腸周囲には排尿や性機能に関与する自律神経があるため、神経を病巣とともに切除したり、損傷したりした場合に起こりやすくなります。
- 泌尿器科や排尿ケアチームの介入を行いながら、自尿の有無や残尿測定、膀胱括約筋収縮運動やトイレ誘導などの膀胱訓練を行う必要があります。

注意！ 低位前方切除やマイルズ手術にて側方リンパ節郭清など広範囲切除を行った場合や、骨盤神経浸潤があった場合などに起こりやすくなります。

性機能障害

- 排尿障害と同様で、リンパ節郭清による神経損傷により男性では勃起不全や射精障害などが生じることがあります。
- 女性では、性欲の低下や膣分泌物・弾力の低下が生じることがあります。

注目！ 手術前や、人工肛門のセルフケアが確立された術後後期、退院を控えている時期に再度説明するとよいといわれています。

ボディイメージ

- 身体的変化を受け入れるまでの、心理的反応を理解する必要があります。
- ボディイメージの再統合までの過程に支持的に関わり、受け入れられるように支援する必要があります。

3章 部位別の解剖・疾患・治療・ケア ⑧ 直腸の術後ケア

精神的ケア

● 永久的な人工肛門が造設された場合などは、排尿、排便、性機能など身体的障害に加え、精神的・社会的問題・苦痛を抱えている方も少なくないため、術後の精神的ケアが必要となります。

● 人工肛門温存の術式でも排泄障害などが起こることはあり、術後の状況に合わせたケアが必要になります。

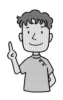

家族にも、患者さんの置かれている状況を理解し、支えてもらえるように関わっていきましょう。

退院支援

● 食事、排せつ、入浴、衣服など、排尿・排便コントロールや、人工肛門での生活について説明する必要があります。

● 社会資源を活用し、退院後の生活に備えられるように情報提供していきましょう。

社会資源

①障害者手帳の申請：永久ストーマを造設した方などは、ストーマ用具交付の申請ができ、代金が助成される
②年金制度：人工肛門手術を受けた方は、障害年金を受給できる場合がある
③ストーマ装具の医療費控除：自費で年間10万円を超える装具費用を支払った場合に適応される
④介護保険制度：訪問看護でストーマ手技確認・管理のサポートを受けることができる
⑤患者会：患者同士の情報交換、体験談発表、装具紹介などを通じて親睦を深めることができる。災害時の装具の供給などの情報提供も行われている

チーム医療

● 患者により良い治療・ケアを提供するためには、医師や看護師だけではなく、薬剤師、栄養士、理学療法士、医療ソーシャルワーカー（MSW）など、多職種で患者や家族を支援することが求められます。

● 看護師は、多職種連携の際の調整役・患者のアドボケーター（代弁者）として中心的な役割を果たす必要があります。

根拠 患者・家族は、身体的苦痛や問題のみならず、精神的・社会的問題も抱えています。多職種が専門的な立場から支援を行うことで、よりよいケアが行われます。

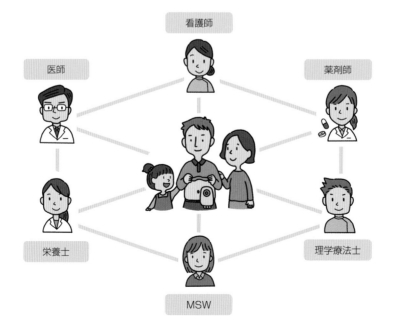

⑨ 肝臓の解剖・主な疾患と治療

術後管理のうえで、手術内容の理解・対象臓器の解剖や働きを理解することが重要です。ここで解説する内容を理解したうえで、日々の看護に取り組んでいきましょう。

🐾 肝臓の解剖

■ 肝臓の大きさ・位置

前面から見た図　　背面から見た図

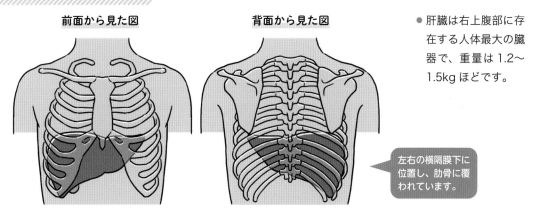

- 肝臓は右上腹部に存在する人体最大の臓器で、重量は 1.2〜1.5kg ほどです。

左右の横隔膜下に位置し、肋骨に覆われています。

■ 肝臓の区域・亜区域

- 肝臓の中には、門脈・動脈・胆管・静脈が複雑に走行しており、門脈の支配領域により 8 つの区域（S1-S8）に分けられます。
- 容積としては、おおまかに前区域（1/3）＝後区域（1/3）＝左肝（1/3）とされています。

区域　　右葉(5、6、7、8)　尾状葉(1)　左葉(2、3、4)

後区域(6、7)　前区域(5、8)　内側区域(4)　外側区域(2、3)

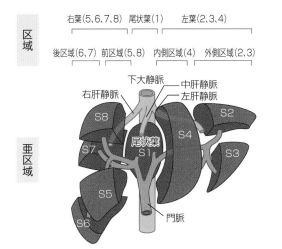

下大静脈　　中肝静脈
右肝静脈　　左肝静脈
S8　　S2
　　尾状葉　S4
S7　　S1　　S3
S5
S6　　門脈

亜区域

前区域（S5、S8）、後区域（S6、S7）、内側区域（S4）、外側区域（S2、S3）、尾状葉（S1）に分けられ、前区域＋後区域を右肝、内側区域＋外側区域を左肝と呼びます。

🐾 肝臓の機能

栄養素の代謝、貯蔵

● 糖質、タンパク質、脂質や消化管で吸収された栄養素を分解、合成、貯蔵します。

胆汁生成

● 脂質の消化を助ける消化液である胆汁を生成します。
● 1日で500〜800mL 生成するといわれています。
● 肝臓で生成された胆汁は一度胆嚢で貯留され、胆嚢の収縮により総胆管から十二指腸に流入します。

解毒

● 血液中の有害物質を分解、解毒化します。
● アルコールは肝臓で分解され最終的に二酸化炭素と水となり排出されます。
● アミノ酸の分解の際に有害物質であるアンモニアが発生しますが、肝臓で無毒化され尿中に排泄されます。

注目！
肝硬変など肝臓の機能が障害されると、アンモニアが解毒されず貯留し、血中アンモニア濃度が上昇することで肝性脳症に陥る可能性があります。

🐾 肝臓の代表的な疾患

悪性腫瘍
● 原発性肝がん（肝細胞がん、肝内胆管がん）
● 転移性肝がん　など

良性腫瘍
● 血管腫
● 肝嚢胞　など

肝細胞がん

● 主に慢性肝炎（B型肝炎、C型肝炎、脂肪肝など）を背景に発生する悪性腫瘍です。
● 部位別がん死亡数では男性では第4位、女性では第6位となっています（厚生労働省「2021年人口動態統計」）。
● 近年ではウイルス肝炎に対する治療が進歩しており、脂肪肝炎（アルコール性、非アルコール性）が原因となる肝細胞がんが増加傾向にあります。
● 再発率が高いことが特徴です。
● 肝機能の悪い患者への手術では、術後腹水が多くなり、利尿薬の増量が必要になる可能性があります。
● 血液中の血小板や凝固因子が低下している症例では術後出血のリスクが高くなります。

注目！
門脈の流れに乗って肝内転移することが多く、区域ごとの切除である系統的切除が行われることが多いです。

根拠
肝炎などで障害を受けた肝臓を背景とした悪性腫瘍のため、術前より肝機能の悪い患者が多いこと、切除後も再度障害を受けた肝臓から発がんするため（多中心性発がんといいます）。

肝内胆管がん

- 肝臓内の胆管から発生する悪性腫瘍です。
- 原発性肝がんのうち 5% 程度と比較的まれな疾患ですが、近年増加傾向にあります。
- 肝炎ウイルスや肝内結石症、原発性硬化性胆管炎との関連も指摘されていますが、基本的には正常な肝臓から発生することが多いとされています。

注目！
治療としては手術が最も有用とされています。

転移性肝がん

- 大腸がん肝転移が最も多く、他に胃がん肝転移なども切除対象となることもあります。
- 背景に肝炎があることは少ないですが、化学療法により肝機能が悪い場合もあります。
- 術式としては部分切除が基本とされますが、腫瘍の場所によっては系統的切除が必要になるケースもあります。

注目！
多くの腫瘍を一度に切除することもあり、結果的に多くの肝実質の切除が必要になることもあります。

血管腫

- 血管が絡み合ってできた良性腫瘍で、基本的には経過観察でよいとされています。
- 治療適応となる場合もあり、肝切除や腫瘍摘出が一般的に行われます。

注目！
腹痛などの症状、腫瘍の急速な増大傾向、自然または外傷性破裂による出血、血液凝固異常（Kasabach-Merritt 症候群）などを認めた場合

肝囊胞

- 肝臓にできた内部に液体を伴う風船状の良性腫瘍で、血管腫同様に基本的には経過観察でよいとされます。
- 治療適応となる場合もあり、治療法としては、囊胞穿刺ドレナージし囊胞内に薬剤を注入する内科的治療と、囊胞を開放し囊胞壁の切除を行う天蓋切除（開窓術）などの外科的治療があります。
- 最近では腹腔鏡下天蓋切除術が多く行われています。

注目！
出血、破裂、感染、腹痛や腹満感など症状がある場合

肝臓の代表的な疾患の治療法

- 肝細胞がんに対する治療法には、肝切除、ラジオ波焼灼療法、肝動脈化学塞栓療法、薬物療法などがあります。
- がんの病期や肝予備能、肝外転移、脈管侵襲、腫瘍個数、腫瘍の大きさなどを考慮し治療法が選択されます。

肝細胞がんの治療アルゴリズム[1]

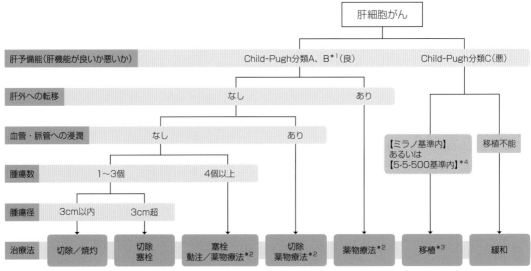

	Child-Pugh分類A、B*[1]（良）					Child-Pugh分類C（悪）	
肝予備能（肝機能が良いか悪いか）							
肝外への転移	なし		あり				
血管・脈管への浸潤	なし		あり			【ミラノ基準内】あるいは【5-5-500基準内】*[4]	移植不能
腫瘍数	1～3個	4個以上					
腫瘍径	3cm以内 / 3cm超						
治療法	切除／焼灼	切除 塞栓	塞栓 動注／薬物療法*[2]	切除 薬物療法*[2]	薬物療法*[2]	移植*[3]	緩和

治療法について、2段になっているものは上段が優先される。スラッシュはどちらも等しく推奨される。
＊1：肝切除の場合は肝障害度による評価を推奨
＊2：Child-Pugh分類Aのみ
＊3：患者年齢は65歳以下
＊4：遠隔転移や脈管侵襲なし、腫瘍径5cm以内かつ腫瘍数5個以内かつAFP 500ng/mL以下

（日本肝臓学会編.「肝癌診療ガイドライン2021年版」2021年, P76, 金原出版より一部改変）

📚 内科的治療

ラジオ波焼灼療法（RFA）

- 皮膚の上から穿刺針を直接肝臓の中の腫瘍に向けて刺し、通電することで局所的に腫瘍を焼灼する治療法です。
- 適応としては腫瘍の大きさが3cm以下、かつ3個以内の場合となります。

肝動脈化学塞栓療法（TACE）、肝動脈塞栓療法（TAE）

- 大腿動脈、橈骨動脈ないし上腕動脈からカテーテルを挿入し、腫瘍に流入する肝動脈に塞栓物質を注入（TACEでは抗がん剤も注入します）する治療法です。
- 腫瘍の個数が多い場合に適応されることが多いです。

薬物療法

- 肝切除やラジオ波焼灼療法、塞栓療法などが適応とならない場合には、免疫チェックポイント阻害薬や分子標的薬などによる薬物療法が用いられます。
- 免疫チェックポイント阻害薬では免疫関連有害事象（immune-related adverse events；irAE）と呼ばれる副作用をきたすことがあります。

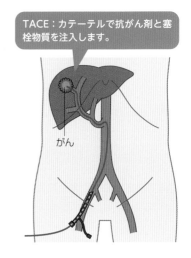

TACE：カテーテルで抗がん剤と塞栓物質を注入します。

がん

＊RFA：radiofrequency ablation
　TACE：transcatheter arterial chemo embolization
　TAE：transcatheter arterial embolization

肝切除

部分切除、核出術

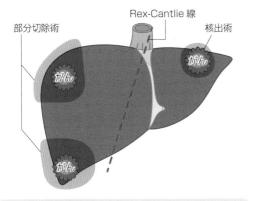

- 亜区域切除以下の範囲での切除。
- 肝臓表面の腫瘍を切除する場合や、肝予備能が不良な患者で選択されることが多い。

亜区域切除

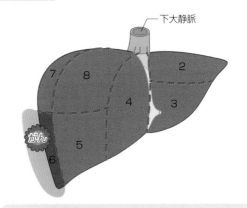

- 基本的には S1〜S8 の亜区域を切除する術式。
- 肝細胞がんでは経門脈的に肝内転移をきたすといわれており、肝細胞がんでの肝切除で選択されることが多い。

区域切除

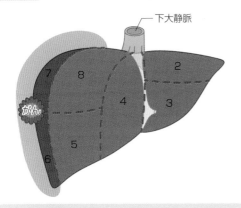

- 前区域（S5、S8）、後区域（S6、S7）、内側区域（S4）、外側区域（S2、S3）を切除する術式。
- 離断面に肝静脈が長い距離で露出される。

右肝切除、左肝切除

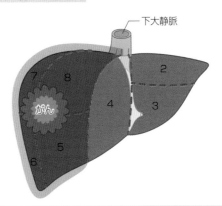

- Rex-Cantlie 線で分けられる右肝（前区域、後区域）、左肝（内側区域、外側区域）を切除する術式。
- 離断面には中肝静脈が長く露出される。
- 中肝静脈を含めて切除する拡大右肝切除、拡大左肝切除という術式も存在する。

ほかの術式として、肝門部胆管がんの手術では肝外胆管切除、胆管空腸吻合を伴う肝切除や肝膵同時切除（肝切除＋膵頭十二指腸切除）、脳死・生体肝移植といった高侵襲手術があります。
門脈、肝静脈、動脈、下大静脈の切除再建を伴う術式もあります。

🐾 併存疾患と術前管理

- 代表的な肝悪性腫瘍である肝細胞がんでは、慢性肝炎や肝硬変を背景とし肝臓の余力（肝予備能）が低下していることが多いです。
- 術後肝不全を防ぐためには、肝予備能を考慮した術式（切除量）の決定が重要であり、そのため下記のような検査を含めた肝予備能評価や術前検査を行います。

ICG 検査

- ICG；インドシアニングリーン（ジアグノグリーン®）を用いて、肝予備能を調べる検査です。
- ICG は肝細胞で取り込まれ胆汁中に排泄されますが、肝臓の機能が障害されると肝細胞への取り込みが低下することで、血中の ICG 割合が増加します。
- ICG を投与してから 5 分、10 分、15 分後の血中 ICG 濃度を測定することで肝予備能を評価することができます。

Child-Pugh 分類

項目＼ポイント	1 点	2 点	3 点
脳症	ない	軽度	ときどき昏睡
腹水	ない	少量	中等量
血清ビリルビン値（mg/dL）	2.0 未満	2.0〜3.0	3.0 超
血性アルブミン値（g/dL）	3.5	超 2.8〜3.5	2.8 未満
プロトロンビン活性値（%）	70 超	40〜70	40 未満

（文献 2、3 を参考に作成）

- 肝硬変の程度を評価する分類で、肝性脳症、腹水、血清ビリルビン値、血清アルブミン値、プロトロンビン活性値をもとにスコアリングします。
- 各項目のポイントを加算して合計点で分類し、A：5〜6 点、B：7〜9 点、C：10〜15 点と分類され、点数が高いほど肝硬変の程度としては重症となります。
- ICG 検査が考慮されておらず、手術での切除範囲の決定にはあまり役に立ちません。

肝障害度 [4]

項目	肝障害度 弱 ←→ 強		
	A	B	C
腹水	ない	治療効果あり	治療効果少ない
血清ビリルビン値（mg/dL）	2.0 未満	2.0〜3.0	3.0 超
血性アルブミン値（g/dL）	3.5 超	3.0〜3.5	3.0 未満
ICG R_{15}（%）	15 未満	15〜40	40 超
プロトロンビン活性値（%）	80 超	50〜80	50 未満

2 項目以上の項目に該当した肝障害度が 2 か所に生じる場合には高い方の肝障害度をとる。たとえば、肝障害度 B が 3 項目、肝障害度 C が 2 項目の場合には肝障害度 C とする。また、肝障害度 A が 3 項目、B、C がそれぞれ 1 項目の場合は B が 2 項目相当以上の肝障害と判断して肝障害度 B と判定する。

出典：臨床・病理原発性肝癌取扱い規約　第 6 版補訂版より転載

- わが国独自の分類であり、Child-Pugh 分類に含まれている「脳症の有無」を「ICG 補正 15 分値」に置き換えた基準となっています。

注目！

肝硬変に近い患者では、術前に上部内視鏡検査を行い静脈瘤の有無を確認し、必要に応じて肝切除前に静脈瘤の治療を行うこともあります。

上部消化管内視鏡検査

- 肝硬変の患者では、門脈圧亢進により胃食道静脈瘤が発達しやすくなります。
- 拡張した血管は破裂しやすく注意が必要です。

病期分類（肝細胞がん）

	T1	T2	T3	T4
①腫瘍が1つに限られる ②腫瘍の大きさが2cm以下 ③脈管（門脈、静脈、胆管）に広がっていない	①②③ すべて合致	2項目合致	1項目合致	すべて 合致せず
リンパ節・遠隔臓器に転移がない	Ⅰ期	Ⅱ期	Ⅲ期	ⅣA期
リンパ節に転移はあるが、遠隔転移はない	ⅣA期			
遠隔転移がある	ⅣB期			

（文献4を参考に作成）

- 肝細胞がんの病期分類（ステージ）はステージⅠ～Ⅳに分類されます。
- この分類に従い、病変の個数、大きさ、脈管侵襲（門脈、静脈、胆管）、リンパ節転移、遠隔転移により分類されます。
- 手術適応は基本的にはステージⅠ～Ⅲになりますが、条件によってはステージⅣも切除可能な場合があります。

肝臓手術後の変化と合併症

- 術後合併症としては、術後肝不全、出血、胆汁漏、感染（創部感染、肺炎、腹腔内膿瘍）、胸腹水、腸閉塞などが挙げられ、それらの対応が遅くならないようにすることが術後管理では重要となります。

後出血

- すべての肝切除で後出血のリスクを考慮する必要がありますが、特に亜区域切除、区域切除では離断面に肝静脈が露出されるため後出血のリスクが高くなります。
- 後出血は多くの場合、術後48時間以内とされています。

注意！ ドレーン排液が血性に変化、頻脈となった場合は注意が必要で、100mL/時以上の血性排液は再開腹の目安とされています。

胆汁漏

- 肝離断面や処理した胆管、胆管空腸吻合を伴う術式では吻合部から胆汁が漏れている状況です。
- 少量の胆汁漏であれば自然経過とともに消失することも多いですが、胆汁漏が遷延する場合は、内視鏡的胆道ドレナージやドレーンの長期留置（退院後に持ち帰ることもあります）が必要になることもあります。

注意！ ドレーン排液の性状を確認することが重要です。

注目！

内視鏡的胆道ドレナージ（endoscopic biliary drainage；EBD）
内視鏡下に総胆管内にカテーテルを留置し、胆汁を体外に排液することで胆管の内圧を下げ、胆汁漏の自然軽快を促します。

術後肝不全

- 「術後 5 日目以降の総ビリルビン値上昇、プロトロンビン活性値の低下」と定義されます[5]。
- 肝不全を発症すると他の臓器も障害を受け、致命的になる可能性があります。
- 肝不全に陥ると肝臓の合成能が低下、凝固因子が低下することでプロトロンビン値が低下します。
- 代謝能も低下することで、総ビリルビン値が上昇します。

注目！
肝不全のリスク因子
出血、胆汁漏、感染など先に述べた術後合併症や過大肝切除

注目！
黄疸が出現します。

胸腹水貯留

- 術前の肝機能や手術の侵襲度に依存し貯留します。
- 胸腹水が多く排液されるとアルブミン（Alb）が低下し、さらに胸腹水が増加するという悪循環に陥る可能性があります。
- ドレーン、尿道カテーテル抜去後は腹水量の測定はできないので、体重の増減で評価します。
- 胸水は特に右側で貯留しやすく、呼吸状態、胸部 X 線検査で評価します。
- 胸腹水は基本的には利尿薬でコントロールをしますが、胸腔穿刺を行うこともあります。

注意！
腹水の増加傾向が続く場合は、術後肝不全の注意が必要です。

注目！
呼吸に影響するほどの胸水貯留がある場合

呼吸器合併症

- 肝切除後に関わらず、全身麻酔術後は肺炎など呼吸器合併症に注意が必要です。
- 術前には呼吸訓練機器（トライボール™Z など）の指導を行います。
- 術後早期からの離床を促すことが重要です。
- 開腹での肝切除は創が大きいこともあり、創部痛が強い患者もいます。
- 適切な鎮痛薬の使用や、体位ドレナージ、ネブライザーの使用などを行い、排痰を促すことが呼吸器合併症の予防につながります。

根拠
呼吸器合併症の予防のため。

注意！
ドレーン排液の性状に変化があった場合は医師への報告が必要です。

ドレーン、胆管チューブ

- 肝切除では、術後出血や胆汁漏のインフォメーションや腹水排液のため、多くの場合ドレーンを留置します。
- ドレーンは多くは肝離断面や左右の横隔膜下に留置します。
- 肝切除の種類によっては胆道減圧チューブ（一般的に胆管チューブと呼ばれることがあります）を留置することもあります。
- 胆管チューブは先端が胆管に留置されており胆汁の排液を促すことで、胆管吻合部からの漏出、狭窄を予防します。
- 胆管チューブのボトルは、胆汁の逆流を防ぐため刺入部より低い位置で固定することが重要です。

注意！
- ドレーンのテープ固定では、ドレーンが折れ曲がらないように固定をすることが重要です。
- 患者のケアの際に確認をするようにしましょう。

根拠
ドレーンが折れ曲がっていると良好な排液をすることができず、合併症のリスクが高くなります。

根拠

注意！ 胆汁の排液量が急に減少した場合は医師への報告が必要です。

⑩ 肝臓の術後ケア

術後副作用の早期発見において、ドレーン管理が重要となります。ドレーンはどこに挿入されているのか、排液が正常なのか、異常であるのか（性状や量）を観察し、アセスメントしましょう。

🐾 肝切除術後のドレーン

- 施設による方針の違いもあり、一概に術式と一対一対応できない部分が多いです。
- 術式と併せて覚えるというより、どこの場所に挿入されているかの理解が大切です。

ドレーンの場所	主な術式	場所	なぜここに留置するの？
右横隔膜下 横隔膜右側と肝右葉の間に挟まれたスペース	肝右葉切除 前区域切除 S7 や S8 亜区域切除		• 肝切離面からの出血や胆汁漏、腹水（以下、排液とする）が手術で切除した部位の空間にたまる。 • 手術部位に留まらず、右横隔膜下に落ちる排液をドレナージするために、右横隔膜下にドレーンを留置する。
肝切離面 肝臓の離断面付近に先端を位置させる	肝左葉切除術 外側区域切除術 S2 亜区域切除術 肝後区域切除	肝切離面	• 左葉系の肝切除は左横隔膜下ではなく、ほとんどが肝切離面に排液がたまる。 • ウインスロー孔経由または左上腹部より直線的に、ドレーン先端をこのスペースに留置する。 • このスペースは肝切離と小網切開という手術操作でできたスペースで、解剖学的に名前のないところなので、このようなところは肝切離面と称されている。
ウインスロー孔 肝十二指腸間膜の背側で、網嚢腔の入り口である孔	肝前区域切除術 S4 や S5 亜区域切除術 胆管切除を伴う肝切除	総肝動脈 総胆管 上腸間膜動脈 上腸間膜静脈 ドレーン先端を留置	• 肝臓 S4〜S5 や胆嚢、十二指腸や膵頭部、肝十二指腸間膜の臓器で囲まれている空間。 • 肝切除部位のここに排液がたまる。 • 仰臥位になった時に、最も低い位置にあたる部位。 • 肝門部の胆管と空腸を吻合した場合には、その周囲ではウインスロー孔を通してドレーンを固定する。これを胆管空腸吻合部ドレーンと呼ぶことが多い。
モリソン窩 肝臓の右下面 S6 と右腎臓の上極に囲まれた場所で、肝腎陥凹とも呼称されている	S6 亜区域切除術	ドレーン先端を留置	• 肝下面ドレーンとも呼ばれる。

🐾 肝切除術後の主な合併症と観察ポイント

後出血

- 術後48時間以内に起こることが多く、ほとんどの場合が肝切離面、臓器剥離部位からの出血です。

☑ 脈拍・血圧の変化
☑ 尿量の減少
☑ 発熱
☑ 意識障害（せん妄）
☑ ドレーン排液：血性（採血時と同様の赤色）または新鮮血（動脈性出血） (p.49 参照)

注意！ 次の場合は、すぐに医師に報告しましょう。
①ドレーン排液の赤みが強くなっている。
②血圧低下、頻脈、ドレーン排液が100mL/時以上の出血が続いている。
③「おしるし」がある（膵液瘻に関連する重大な出血の徴候で、わずかな血性がみられること）。

注目！

- 下着などでドレーンが屈曲してしまうことがあります。
➡ドレーンを出す方向やテープ固定を工夫しましょう。
- 排液量が少ない場合は、ドレーン閉塞を疑いましょう。
➡凝血塊はありませんか？
➡刺入部からの脇漏れはありませんか？

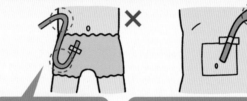

屈曲：ドレナージできるように、曲がらないようにとめ直しましょう。

ドレーンの途中が太くなっている場合：その部分が屈曲しやすいため、大きくループさせるなどしてテープでとめてドレナージさせましょう。

胆汁漏

- 術後3病日以降でドレーン排液中のビリルビン値が血清総ビリルビン値の3倍以上の場合を、胆汁漏といいます。
- 術直後、または術後数日経ってから発症します。
- 吻合部から胆汁が腹腔内に漏出することで起こります。
- ドレナージ不良の場合は、胆汁性腹膜炎や腹腔内感染膿瘍、胆管炎の原因となります。

根拠 胆汁が腸液と混じること、胆管に細菌が入ることで胆管炎が発症します。

☑ ドレーン排液
- 黄色透明、粘液性（放置すると酸化し緑色になる）
- 感染合併や腸液と混じると、茶褐色や緑色、粘液性で臭い (p.49 参照)

注目！

肝臓の中には肝内胆管が存在します。肝切除にて吻合した断端や、胆管空腸を吻合した場合の吻合部から胆汁が漏れます。

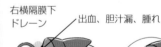
胆道再建した場合

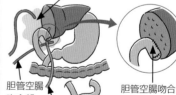

右横隔膜下ドレーン
出血、胆汁漏、腫れ
胆管空腸吻合部ドレーン
胆管空腸吻合
胆管ドレナージチューブ
小腸小腸吻合

注意！
- ドレーンを抜去し10日〜2週間後ぐらいに、肝切離面に胆汁漏がたまっていることもあります（遅発性胆汁漏）。発熱、腹痛、バイタルサインに注意しましょう。
- 排液が黄色透明のため、正常かどうか判断に迷う際は、ドレーン排液をガーゼにとり粘度を調べてみよう。

縫合不全

- 吻合部で感染や血流障害、物理的要因にて損傷を起こし、消化液が腹腔内に漏れることで生じます。
- 術後1週間以内に発生することが多いです。
- 腹膜炎などを発症すると敗血症を併発し、ショック状態になる危険があります。

根拠 腹腔内の感染と炎症を引き起こすため。

- ☑ 発熱
- ☑ 腹痛
- ☑ ドレーン排液：黄色（胆汁混入）、暗緑色（腸液の還元による） （p.49 参照）

注目！
吻合不全箇所が大きく消化液が多く漏れ出している、またはドレナージ不良の場合は汎発性腹膜炎を起こします。

これも覚えておこう！

敗血症の判断
SOFA スコアや qSOFA スコアを用います。
qSOFA スコアとして、
①収縮期血圧 100mmHg 以下
②呼吸回数 22 回 / 分以上の頻呼吸
③ GCS15 未満
このうち2つ以上が該当すれば、敗血症と疑います。医師に相談しましょう。

腹腔内感染（膿瘍）

- 肝切離面からの胆汁漏や、術後出血に感染が生じたもの、消化管縫合不全によるものが原因です。

- ☑ 38.0℃以上の発熱
- ☑ 腹痛
- ☑ ドレーン排液：白色調の膿性排液（混濁）、臭いにおい

注目！
- 夕方から夜にかけて連日高熱が出ます（弛張熱）。
- 微熱が続き、採血で白血球や血小板、CRP が上昇します。
- ドレーン排液は膿性・固形物も混じるため、ミルキングを忘れないようにしましょう。

注目！
胆管空腸吻合不全では胆汁が混じり黄色、膵空腸縫合不全では膵液が混じり灰白色になります。

注意！ 次の場合は医師にすぐに報告しましょう。
- 悪寒、戦慄を伴う高熱、低血圧、頻脈、頻呼吸がある場合
- ドレーン排液が赤く変化した場合

根拠 周囲組織に炎症が広がり、血管壁を破ることで出血します。動脈破損時は大出血になります。

リンパ漏（乳び漏）

- 手術によるリンパ節郭清などリンパ管を損傷した時に、リンパ管から乳びが漏れることで起こります。
- 時に感染を伴うことがあります。

- ☑ ドレーン排液：薄い黄色、乳白色（食事摂取後） （p.80 参照）

注目！
食事摂取（特に脂肪分の多い食事摂取）とともに量が増え、色も濃くなります。

注意！
- 1,000mL/ 日以上の排液の場合、脱水による低血圧や頻脈、腎機能障害を引き起こすため注意が必要です。
- 脂肪分の多い飲料や補食は悪化につながるので、食事内容を確認しましょう。

肝不全

注目！

手術侵襲や出血の程度が大きかったり、感染などの合併症を発症した場合

- 術後5日目以降の総ビリルビン値上昇・プロトロンビン時間延長を認める場合を、肝不全といいます。
- 術前より肝機能が低下していること、肝切除部位が大きい場合に起こりやすいです。
- 術前に肝予備能を十分に評価していても、肝不全に陥る場合があります。

- ☑ 黄疸（眼球結膜黄疸）
- ☑ 肝性脳症
- ☑ 肝性口臭
- ☑ 腹水
- ☑ 褐色尿、灰白色便
- ☑ 出血傾向
- ☑ 血糖変動
- ☑ くも状血管腫
- ☑ 女性化乳房
- ☑ ドレーン排液：黄色（胆汁混入）、暗緑色（腸液の還元による）
　　　　　　　　　　　　　　　　　　　（p.49参照）

これも覚えておこう！

肝臓の働きを思い出そう！
これらの機能が低下するから症状が出るんですよね。
①グリコーゲンの貯蔵
②タンパク質（凝固因子やアルブミンなど）の合成
③解毒作用（アンモニアなど）
④代謝（薬剤など）
⑤胆汁産生　など

腹水

- 腹水貯留、浮腫出現、尿量低下が起こります。
- 術後に門脈血栓・閉塞などを合併すると、腸管血流がうっ滞し腹腔内に大量腹水が貯留します。
- 大量腹水の場合は、早期にドレーンを抜去して、利尿薬でのコントロールを行います。
- 毎日の体重や尿量測定、水分とのバランスで評価します。

根拠　アルブミン合成能が低下し、血漿膠質浸透圧が低下することで血管内に水分を保持できなくなり、血管外に漏れ出すことで生じます。

根拠　腹腔内感染や胆汁漏を合併していなければ、腹水の体外喪失を予防するために早期にドレーンを抜去します。

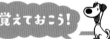

これも覚えておこう！

腹水コントロールのポイント
- 浮腫や腹水増加を防ぐために、1日5〜7gのナトリウム制限、1日1L程度の水制限が必要です。
- 安静と食事制限のみで、10％の症例で腹水コントロールができると考えられています。

体重管理
- 体重管理の目安は術前の体重＋3kg以内です。
- 退院時には入院時相当か−1kg程度になるように利尿薬を調整します。

注意！
- 大量腹水の場合は術後肝不全や門脈圧亢進症を疑いましょう。
- ドレーン留置中に大量腹水が生じると、排液は2,000〜3,000mL/日に及びます。
- 大量腹水が持続すると、低アルブミン血症や循環血液量減少性ショックとなるため要注意です！

利尿薬内服中でも体重増加が続くようであれば、医師に報告しましょう。

よくあるギモン

術後になんで門脈血栓・閉塞が起こるの？
手術操作により門脈が線維化することに加え、肝機能低下による血液凝固能の亢進、線溶能の低下、血小板異常も重なり血栓の危険性が高まります。

▥ 黄疸

肝細胞性黄疸
- 肝細胞の障害（直接ビリルビンの輸送・排泄障害）のために、直接ビリルビンが上昇することで生じる黄疸です。

閉塞性黄疸
- 胆汁の流れの障害による黄疸です。
- 胆管切除や胆道再建を行った場合は、再建部の狭窄や閉塞のリスクがあります。

注意！ 血液検査や眼球結膜の所見に注意しましょう。

注意！ 胆管に外瘻のドレナージチューブが留置された場合は、閉塞していないか観察が必要です。

🐾 肝切除術後のケアのポイント

▥ IN-OUT バランス

> この時期は OUT バランスになりますが、循環血液量は適切に維持されるので、輸液量は減量する必要があります。

	手術侵襲の関与	尿量性状	体重	注意事項
術後 1〜2 日目	炎症期	低下	増加	● 尿量が 0.5mL/kg/ 時以下の場合は医師に報告する
術後 2〜3 日目	回復期（リフィリング期）	増加希釈尿		● 肺水腫や胸水貯留のリスクがあり、呼吸状態に注意する ● 手術侵襲が大きい場合以外に 3 日目でも尿量が増加しない場合、縫合不全や膵液瘻などの合併症が起こっている可能性がある
術後 3〜4 日目	正常期	正常	正常	

▥ 栄養管理

- 既往に肝硬変などがある場合、肝切除部位が大きい場合に低栄養（低タンパク、低エネルギー）状態となります。
- 免疫機能の低下、肝再生機能の低下も生じます。
- 術後の代謝障害時は、鉄分の摂取が負担となります。
- ビタミンやミネラルは代謝を補うため、摂取を促します。
- 術後早期はグルコース（糖質）投与中心ですが、術後に絶食が続く場合はアミノ酸製剤も投与します。
- 早期の経口や腸管からの栄養摂取は、門脈血流量を増やすため、術後の肝再生につながります。

注意！
- 術後は高タンパク、高エネルギー食を基本とします。
- 非代謝性肝硬変や腹水がある場合は、食欲がなくならない程度である 5〜7g/ 日の塩分制限が必要です。

根拠 糖新生・代謝障害により糖質の代わりに脂質がエネルギー源として利用されます。そのため、エネルギー（糖質）を補います。

根拠 タンパク質合成能低下・異化亢進となり、筋肉で代謝される分岐鎖アミノ酸 BCAA がエネルギー源として使用されます。そのため、タンパク質を補います。

注意！ 代謝障害時には、鉄分の多い食事やサプリメント内服に注意が必要です。

根拠 塩分は体に水分をためやすくする作用があり、利尿薬の効果が低くなります。

血糖管理

根拠

- 肝硬変などの既往がある場合、肝切除部位が大きい場合は、肝臓での糖新生・代謝の障害、グリコーゲンの貯蔵能が低下することで低血糖が生じます。
- 夜間など短時間でも経口摂取できない時間があると低血糖状態となり、骨格筋の異化が進みます。

注目！
これを防ぐために、就寝前軽食摂取療法（LES）があり、就寝前に200kcal程度のエネルギー摂取を推奨しています。

高アンモニア血症の予防

根拠

- 既往に肝硬変などがあったり、肝切除部位が大きい場合は、代謝障害によるアンモニアなどの有害物質が体内に貯留します。
- アンモニアはタンパク質に含まれるアミノ酸から生成されるため、食事は低タンパク食とします。
- 便秘は血液中のアンモニア濃度を上昇させるため、排便コントロールを行います。
- 肝障害のある場合、カルニチンや亜鉛不足になることが多いです。アンモニア代謝に関与するため、内服薬などで補うことがあります。

注目！

- アミノ酸代謝異常や、アンモニアなどの有害物質解毒作用が障害され、肝性脳症（意識障害や神経症状など）を発症することがあります。
- 肝性脳症の昏睡度はⅠ～Ⅴに分類されます。
- 血中アンモニア濃度が上昇しているため、血液検査結果も確認してみましょう。

これも覚えておこう！

高アンモニア血症予防のための薬
以下の薬が処方されることが多いです。
① アンモニア吸収を抑える＆緩下作用のある薬剤
➡ ラクツロース製剤（モニラック®、ピアーレ®、ラグノス®など）
ラクチトール製剤（ポルトラック®など）
② 分岐鎖アミノ酸製剤
➡ リーバクト®、アミノレバン®など
③ 肝不全用成分栄養剤ヘパンED®など
④ 腸内でアンモニアを出す細菌に効果のある抗菌薬
➡ リファキシミン（リフキシマ®など）

食道・胃静脈瘤の予防

- 食道と胃上部の粘膜下層にある静脈の血流が増加し、静脈瘤ができます。
- 門脈閉塞や消化管出血、腹水貯留、肝性脳症などにより門脈圧亢進症を発症すると、側副血行路の血流が増加し、静脈瘤ができます。

注意！
予防として、術後のプロトンポンプ阻害薬（PPI）の点滴や内服薬を継続します。

根拠
手術操作により門脈が線維化することに加え、肝機能低下による血液凝固能の亢進、線溶能の低下、血小板異常も重なることで生じます。

注目！
門脈圧亢進を基礎として発症する、胃粘膜のうっ血性病変として「門脈圧亢進症胃症（PHG）」があります。急性または慢性の難治性出血を起こすため重要な合併症のひとつです。

これも覚えておこう！

静脈瘤の出血予防の薬
① 非選択的β遮断薬：門脈血液量・門脈圧の低下作用がある。
② 一硝酸イソソルビド：肝内血管抵抗・食後の門脈圧の低下作用がある。
③ アンギオテンシンⅡ受容体拮抗薬（オルメサルタンなど）：門脈圧低下・肝線維化抑制の作用がある。

⑪ 胆道の解剖・主な疾患と治療

胆道は、肝臓と膵臓からの分泌液を、十二指腸に送り出す役割を持つ管路です。胆道疾患には胆石症、胆管炎、胆嚢炎、胆管がんなどがあります。胆道の解剖と主な疾患をみていきましょう。

🐾 胆道の解剖

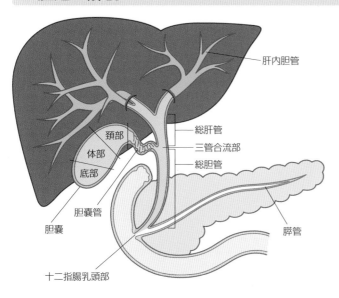

- 胆道は、肝細胞から分泌された胆汁が十二指腸に流出するまでの全排泄経路のことをいいます。
- 胆管、胆嚢、十二指腸乳頭部からなります。
- 胆管は、肝内胆管、肝外胆管に分けられます
- 胆嚢は、肝臓に接しており、盲端側から底部・体部・頚部と呼ばれます。
- 十二指腸乳頭部は、Oddi 括約筋に囲まれた部分を指します。

🐾 胆管・胆嚢の機能

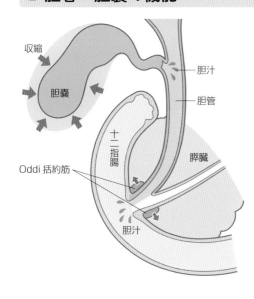

🟦 胆管の機能

- 肝細胞で生成された胆汁の通り道としてはたらきます。
- 胆管細胞自体も胆汁を分泌し、総胆汁流量の約 30% を占めます。

🟦 胆嚢の機能

- 肝臓で生成された胆汁を濃縮、貯蔵し、排泄します。
- 空腹時に、胆汁を蓄えます。
- 食べ物が十二指腸に入ると、その刺激により胆嚢の収縮が起こり、胆汁が排泄されます。

🟦 十二指腸乳頭部の機能

- Oddi 括約筋の収縮、弛緩により、胆汁の十二指腸への排出をコントロールしています。
- 食べ物が十二指腸に入ると、筋肉が緩むことで胆汁が十二指腸に流れ出ます。

🐾 胆道の主な疾患と治療

良性腫瘍	悪性腫瘍
● 胆石症　● 急性胆管炎　● 急性胆嚢炎 ● 胆嚢隆起性病変　● 胆道閉鎖症 ● 膵胆管合流異常と先天性胆道拡張症　など	● 胆道がん （胆嚢がん、胆管がん、乳頭部がん）

📗 胆石症

- わが国における胆石の保有者は、年々増えています！
- 胆嚢結石症・総胆管結石症・肝内結石症の 3 つに大別されます。

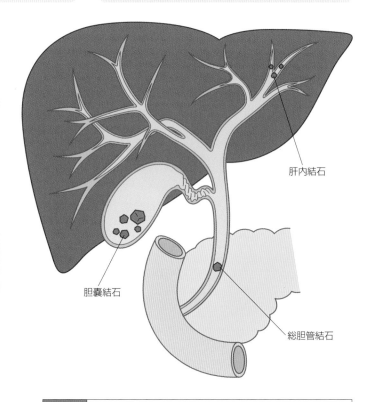

肝内結石

胆嚢結石

総胆管結石

代表的なリスクファクター：5 F

- Forty：年齢　● Female：女性
- Fatty：肥満　● Fair：白人
- Fecund/Fertile：多産・経産婦

📗 急性胆管炎

🐶 注目！

- 急速に敗血症に陥りやすい！ 敗血症性ショック、多臓器不全に陥ることもあります。
- 早期に診断し、治療を開始することが重要です。

診断	● Charcot 三徴：悪寒を伴う間欠的発熱・右上腹部痛・黄疸 ● 腹部超音波検査や CT、MRI などで、胆道拡張所見がみられる
治療	● バイタルサインをモニタリングしながら十分な輸液、抗菌薬投与などの初期治療を開始する ● 重症度判定を行い、中等症・重症胆管炎では入院後 24 時間以内に内視鏡的ドレナージを行うことが推奨されている

📗 急性胆嚢炎

🐶 注目！

- 約 90％が胆嚢結石を伴っており、原因となります。
- 無石胆嚢炎の誘因となるのは外科手術、長期絶食、外傷などです。

診断	● Murphy 徴候、右上腹部の自発痛・圧痛や腫瘤触知 ● 発熱、炎症反応の上昇など全身の炎症所見 ● 胆嚢腫大、壁肥厚、胆嚢周囲の炎症など急性胆嚢炎の特徴的画像検査所見
治療	● 治療法の選択は、重症度と患者の全身状態や施設基準などによる ● 軽症の場合→早期の腹腔鏡下胆嚢摘出術を推奨、高リスクの場合は抗菌薬投与による保存加療を継続 ● 中等症の場合→早期の腹腔鏡下胆嚢摘出術を推奨、高リスクであれば抗菌薬による初期治療を継続し待機的手術を行うか胆嚢ドレナージを行う ● 重症の場合→初期治療に加え適切な全身管理を、高リスクの場合は緊急胆嚢ドレナージを行う

急性胆嚢炎の同一症例の CT 画像と術中写真

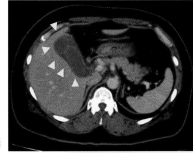

▷胆嚢

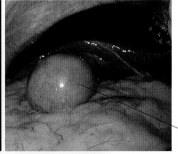
緊満した胆嚢

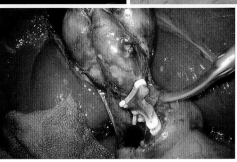
胆管処理の術中場面

胆嚢隆起性病変

注目！

- 一般的に無症状です。
- 胆嚢ポリープはコレステロールポリープが最も頻度が高いです。
- 胆嚢ポリープの大きさが 10mm 以上、または広基性、増大傾向を認める場合は、胆嚢がんを疑い手術を行います。

胆道閉鎖症

注目！

- 新生児・乳児期早期に発症する原因不明の疾患です。
- 手術による胆汁うっ滞が解除されなければ、全例死に至ります。
- 標準術式は、肝門部空腸吻合術（葛西手術）です。

正常な解剖

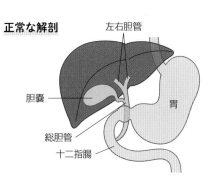

左右胆管
胆嚢
総胆管
十二指腸
胃

胆道の再建術（肝門部空腸吻合術）

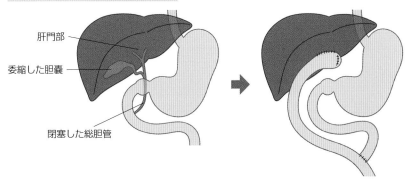

肝門部
委縮した胆嚢
閉塞した総胆管

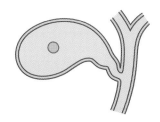

膵胆管合流異常と先天性胆道拡張症

注目！

- 解剖学的に膵管と胆管が十二指腸壁外で合流する先天性の形成異常です。
- 主に腸液の逆流が生じ、胆管炎、胆石、膵炎、胆道がんなどの原因となります。
- 症状の有無とは関係なく、手術適応です。

治療

- 先天性胆道拡張症→胆嚢摘出術と肝外胆管切除術
- 胆管非拡張型→胆嚢摘出術

検査

- 超音波内視鏡検査（EUS）
- 磁気共鳴胆管膵管造影（MRCP）
- 内視鏡的逆行性胆道膵管造影（ERCP）

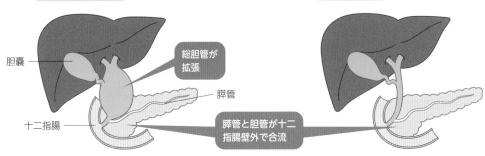

先天性胆道拡張症

胆嚢
総胆管が拡張
膵管
十二指腸
膵管と胆管が十二指腸壁外で合流

胆管非拡張型

胆道がん

注目！

- 肝外胆道系に原発するがん腫を指します。
- まず血液検査と EUS、CT や MRI/MRCP など画像検査を行いますが、良性との鑑別が非常に難しいです。
- 可能な限り、細胞診や組織診による診断を行います。
- 外科的切除が治療の基本です。

リスク因子

- 膵・胆管合流異常
- 胆嚢ポリープ
- 胆嚢結石
- 原発性硬化性胆管炎
- 肝内結石
- 化学物質
- 肝吸虫など

胆嚢がん

- 深達度により、術式が異なります。
- 粘膜内がんおよび固有筋層までのがんは、胆嚢摘出術を行います。
- それ以上の深達度の場合は、肝浸潤やリンパ節転移が起こりうるため、肝切除を追加した胆嚢摘出術とリンパ節郭清が必要です。

胆管がん

- 術式決定には、解剖学的位置関係を把握することが必要です。
- 症例ごとに切除可能胆管の範囲が異なります。
- 肝尾状葉全切除を伴った片肝切除以上の手術が通常行われます。
- 広範囲に進展した胆管がんに対しては、肝切除＋膵頭十二指腸切除術（hepato-pancreaticoduodenectomy；HPD）が施行される場合があります。
- リンパ節郭清が必要です。

乳頭部がん

- 上部消化管内視鏡検査で肉眼的形態により疑診をもち、生検を行います。
- 標準術式は、膵頭十二指腸切除術とリンパ節郭清です。

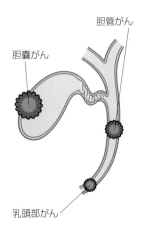

胆管がん
胆嚢がん
乳頭部がん

⑫ 胆道の術後ケア

- 胆道の手術は、ごく早期の場合を除き、切除範囲が大きくなることが多いです。
- 術後合併症は肝切除術に準じますが、肝不全、胆汁漏、膵液瘻、胸水、腹水、胆管炎などがあります。
- 特に術後1週間は合併症の出現に注意しましょう。

胆道の術後合併症と観察ポイント

胆管空腸縫合不全・胆汁漏

- 胆汁漏は肝離断面からの漏れを意味することが多いです。
- 胆道の手術では胆嚢動脈と胆嚢管の切離、胆嚢の胆嚢床からの剥離を行い、肝切除も伴うことがあるため、胆管を損傷し胆汁漏が起こることがあります。
- 細菌感染による膿瘍形成のリスクがあるため、出血のチェックや胆汁のドレナージを目的としたドレーンが留置されるケースが大半です。

注目！
感染から腹腔内膿瘍の原因となるため重要です[1]。

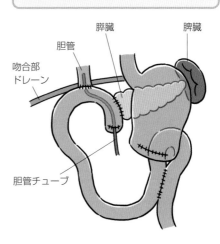

膵臓　脾臓
胆管
吻合部ドレーン
胆管チューブ

注意！
- 胆汁漏は自然に治まることが多いですが、細菌感染による膿瘍形成、腹膜炎の原因となることがあります。
- 適切な処置が行われないと敗血症につながる場合もあります。

☑ ドレーン排液：性状（緑色になっていないか）、悪臭、量
☑ バイタルサインの変化
☑ ショックに伴う症状
☑ 腹部症状

胆管炎

- 胆嚢から出る胆管と膵臓から出る膵管は、合流して十二指腸に開口しています。
- 腸内細菌を含む腸液が胆管に逆流することで、胆管炎を起こすことがあります。

☑ 胆管チューブ：胆汁の流出量、性状
☑ 発熱
☑ 腹痛

注意！
胆管炎を防ぐために便秘をしないように注意しましょう。

注意！
- 胆管チューブからの排液が流出不良の場合は、その旨を医師に報告しましょう。
- 発熱が持続していたら、胆管炎を疑いましょう。

注目！
胆管炎から敗血症性ショックをきたすことがあります。

急性膵炎や膵がんは重篤な疾患であり、早期発見と的確な治療が必要です。膵臓は、体内で唯一の内分泌器官かつ、消化酵素を分泌する外分泌器官でもあるため、膵臓の疾患は内分泌系と消化器系の両方に影響を及ぼします。術後の看護にあたり、解剖と疾患の知識は重要です。

🐾 膵臓の解剖

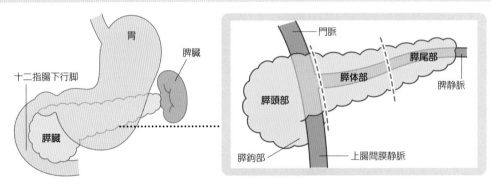

- 膵臓は長さ約 15cm、幅約 3cm、厚さ約 2cm の柔らかい実質臓器です。
- 胃より背中側に位置し、後腹膜に固定されています。
- 十二指腸側から膵頭部、膵体部、膵尾部に区分され、膵頭部は十二指腸に、膵尾部は脾臓に接しています。
- 内分泌機能および外分泌機能を備えた臓器です。

🐾 膵臓の機能

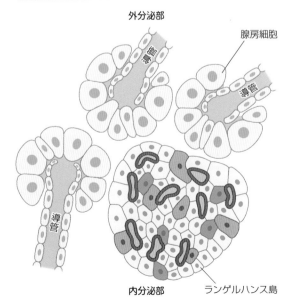

内分泌機能

- ランゲルハンス島（膵島）という細胞からホルモンが作られます。

  - グルカゴン：α細胞から分泌➡血糖を上げる
  - インスリン：β細胞から分泌➡血糖を下げる
  - ソマトスタチン：δ細胞から分泌➡インスリンやグルカゴンの分泌を抑制、胃酸分泌や消化管運動も抑える

外分泌機能

- 消化酵素などを豊富に含む膵液を分泌します。
- 1日の分泌量は約 1L で、アルカリ性です。

  - アミラーゼ：炭水化物の消化に関連する酵素
  - トリプシン：タンパク質を分解する酵素
  - リパーゼ：脂肪を分解する酵素

膵臓の発生異常

膵・胆管合流異常

- 「膵胆管合流異常と先天性胆道拡張症」の項を参照。

膵管癒合不全

- 背側膵管と腹側膵管が癒合せず、膵体尾部の膵液が副膵管を通って副乳頭から分泌される形成異常です。
- 膵炎をきたすことがあります。

治療

- 軽症の場合：保存加療
- 保存的治療不能例：内視鏡的副乳頭切開術やステント留置術を行います。

輪状膵

- 膵組織が十二指腸下行脚を輪状に取り囲む形成異常です。
- 新生児期には生後から嘔吐を伴います。
- 成人では慢性の十二指腸狭窄に随伴して上腹部痛がみられることがあります。

治療

- 胃空腸吻合術や十二指腸十二指腸吻合術などのバイパス手術を行います。

膵管癒合不全

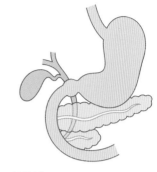

輪状膵

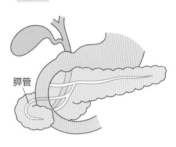

膵管

膵臓の主な疾患と治療

良性腫瘍	悪性腫瘍	その他の膵腫瘍
● 急性膵炎 ● 慢性膵炎	● 膵がん	● 膵管内乳頭粘液性腫瘍（IPMN） ● 粘液性嚢胞腫瘍（MCN） ● 膵神経内分泌腫瘍（NET/NEN）

急性膵炎

- 重症例を早期に診断して、的確な初期治療を行うことが重要です。
- 重症例では集中治療室での管理が原則となります。
- 被包化壊死（WON）に感染した場合、まずはドレナージと抗菌薬治療を行い、段階的に壊死部切除術を行うことがあります。

注目！ アルコール性と胆石性が2大原因です。

慢性膵炎

- 膵臓に炎症・線維化を繰り返し、内分泌障害や仮性嚢胞などの合併症を引き起こします。
- 線維化に伴い萎縮や狭窄をきたし、不可逆的に膵機能不全となる病態です。

治療

- 非ステロイド系抗炎症薬の内服・坐薬が用いられ、無効な場合には弱オピオイドを使用します。
- 体外衝撃波結石破砕療法（ESWL）は、5mm未満の膵石破砕に用いられます。
- 内視鏡的膵管ステント留置が困難・無効の場合、外科的治療を考慮します。

注目！ アルコールなどを原因とする慢性炎症疾患です。

注目！ 膵管ドレナージ術や、膵切除術が行われます。

膵がん

- 膵がんは周囲に浸潤しやすく、血行性転移や腹膜転移も生じます。
- 確定診断には細胞診/組織診を行うことが望ましいです。
- 切除できるかどうかは、画像所見による腫瘍の浸潤度合いで決めています。
- 切除可能・切除可能境界・切除不能のいずれかに分けられます。
- 手術ができる場合は、手術のみ、もしくは手術と薬物療法を組み合わせた治療を行います。

注目！

早期発見、早期診断が難しいです！
半数以上の症例は、診断時すでに切除不能の病態で、遠隔転移や局所進展のため切除の対象となりません。

病期

- 病期は、がんの大きさ、周囲への浸潤、リンパ節や他の臓器への転移があるかどうかによって決められます。

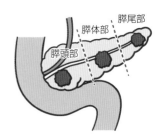

- Tカテゴリー：がんの大きさや周囲への広がりの程度
- Nカテゴリー：リンパ節への転移の有無
- Mカテゴリー：他臓器などへの転移（遠隔転移）の有無

| | | リンパ節への転移（N） | | 他臓器などへの転移がある（M） |
		なし	あり	
がんの大きさや周囲への広がりの程度（T）	大きさが2cm以下で膵臓内に限局している	ⅠA	ⅡB	Ⅳ
	大きさが2cmを超えているが膵臓内に限局している	ⅠB		
	がんは膵臓外に進展しているが、腹腔動脈や上腸間膜動脈に及ばない	ⅡA		
	がんが腹腔動脈もしくは上腸間膜動脈へ及ぶ	Ⅲ		

0期：がんが膵管の上皮内に留まっている（非浸潤がん）

（文献1を参考に作成）

膵頭十二指腸切除術 　膵頭部がんの標準術式

- がんが門脈を巻き込んでいる場合は、門脈合併切除の適応となります。

膵体尾部切除術 　膵体部または膵尾部がんの標準術式

- 主に悪性腫瘍の場合は脾臓の合併切除を行います。

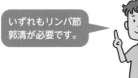

いずれもリンパ節郭清が必要です。

＊術式については p.135～136 参照

膵管内乳頭粘液性腫瘍（IPMN）

- 膵管内乳頭粘液性腫瘍（IPMN）は、粘液産生による膵管拡張を特徴とします。
- 手術適応所見の有無により、切除適応を決定します。

注目！
多くが良性腫瘍で、経過観察可能です。一部が段階的発がんにより非浸潤がん、浸潤がんに進展していきます。

粘液性嚢胞腫瘍（MCN）

- 典型例の外観は、夏みかん状を呈する、多房性嚢胞性腫瘍です。
- 嚢胞径 4cm 以上の場合は外科的切除を行います。

注目！
IPMN と同様、多段階発がんによる進展の可能性があります。

膵管内乳頭粘液性腫瘍

主膵管型　　　　　　分枝型　　　　　　混合型

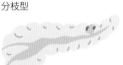
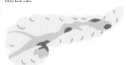

粘液性嚢胞腫瘍

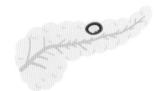

膵神経内分泌腫瘍（NET/NEN）

- ホルモンを過剰に産生します。
- 頻度の高いものから、インスリノーマ、ガストリノーマ、グルカゴノーマなどが挙げられます。
- 外科的治療が原則です。

注目！
約 90％が良性腫瘍のため、術式は腫瘍核出術や膵部分切除術などの局所切除が第一選択となります。

🐾 膵臓の手術

- 膵臓の切除法は主に 3 つに分かれます。
- 膵頭部に腫瘍がある時は膵頭十二指腸切除術、膵体部・膵尾部に腫瘍がある時は膵体尾部切除術、また膵臓全体に病変が広がっている場合は膵全摘術を行います。

膵頭十二指腸切除術

- 十二指腸・胆管・胆嚢を含めて膵頭部を切除する方法で、最も複雑で難易度の高い手術のひとつです。
- 膵頭部は胆管と周囲の血管が立体的に入り組んでおり、膵臓と十二指腸が連続しているため、膵臓だけを切除することはできません。
- 病気の広がり具合によっては、胃や結腸の一部や、門脈の一部も一緒に切除する場合があります。
- 一般的にがんの場合はリンパ節や神経に転移することがあるため、リンパ節や神経も一緒に切除します。
- 切除後は、残った膵臓と小腸を、胆管と小腸をつなぎ合わせ、さらに胃と小腸もつなぎ合わせ、膵液が小腸に流れるようにします（再建手術）。

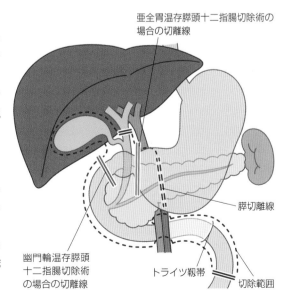

亜全胃温存膵頭十二指腸切除術の場合の切離線

膵切離線

幽門輪温存膵頭十二指腸切除術の場合の切離線

トライツ靱帯

切除範囲

膵体尾部切除術

- 膵臓の体尾部にできた腫瘍に対して行う手術です。
- 多くの場合、脾臓を一緒に切除し、膵がんの場合は周囲にあるリンパ節も郭清します。
- 膵頭十二指腸切除術と異なり、膵管と消化管をつなぐ再建手術は必要ありません。
- 免疫器官である脾臓を切除すると、肺炎球菌などの細菌感染に対する抵抗力が落ちる可能性があります。

注目！

可能なら手術前、時間がない場合は手術後に、肺炎球菌ワクチンを接種しましょう。

膵全摘術

- 膵臓を全て摘出する手術です。
- 術後はインスリンが全く出なくなります。
- 外分泌機能も失われます。

注目！

インスリン注射が必要です。
膵消化酵素薬の内服が必要です。

バイパス手術

- がんが切除できない場合に、迂回路（バイパス）を作る術式です。
- 胃・十二指腸や小腸が狭くなったり、閉塞して食事が通らない場合、胃と空腸、または空腸と空腸をつなぎ合わせます。
- 肝臓でできる胆汁が流れなくなる（黄疸）ことが予想される場合、胆管と空腸をつなぎます。

注意！ 膵臓の断端から膵液瘻が起こりやすいので術後注意が必要です。

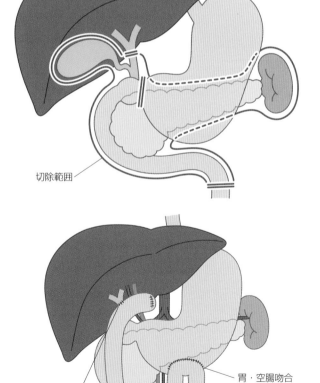

肝臓

胆嚢

＝切離線

脾臓

脾動脈

十二指腸

切除範囲

脾静脈

上腸間膜静脈　　上腸間膜動脈

切除範囲

胆管空腸吻合バイパス

胃・空腸吻合バイパス

膵臓移植
　内因性インスリン分泌が完全になくなった1型糖尿病患者を対象に、膵臓移植が行われます。成功すれば、インスリン注射が不要となります。最近では、難治性慢性膵炎などに対して、膵切除＋自家膵島移植をする先進医療技術があります。

🐾 膵臓手術の前後で気をつけるべきこと

手術前から体力をつけておくことがとても大事です！

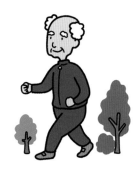

- ☑ 手術の前から積極的に運動を！
- ☑ 呼吸訓練器を用いた呼吸訓練
- ☑ 喫煙者は特に要注意、意識的に呼吸訓練を！
- ☑ 術前からウォーキングやスクワットなど、全身をつかった運動を！
- ☑ 術後は翌日から運動を開始

手術後は、特に食事について気をつけましょう。

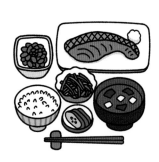

- ☑ タンパク質をしっかり摂取し、バランスのよい食事を！
- ☑ 脂肪分の多い食事は残った膵臓の負担になるので、術後しばらくは脂質を控える
- ☑ 膵頭十二指腸切除を行った場合、海藻類やキノコ類、ゴボウなど繊維質の多いものは控える
- ☑ 膵頭十二指腸切除術の場合、胃を切除しているため一回摂取量を減らし、食事回数を増やすなどの工夫が必要。
- ☑ 血糖値の変動にも注意する

(14) 膵臓の術後ケア

- 膵臓の主な術後合併症には、膵液瘻・腹腔内出血・腹腔内膿瘍・胆管炎・縫合不全・胃内容排泄遅延・下痢・糖代謝異常（糖尿病）・乳び腹水などがあります。
- 特に膵液瘻はさまざまな合併症につながるため注意が必要です。

🐾 膵臓の術後合併症と観察ポイント

膵臓術後に留置されるドレーンと排液

ドレーン	正常	縫合不全	腹腔内膿瘍	腹腔内出血
膵 - 空腸吻合部	漿液性～淡々血性	茶褐色	膿性 （感染が加わると ＋悪臭）	血性
左横隔膜下				
膵断端				
胆管 - 空腸吻合部		黄色		
膵管チューブ	透明			血性排液が多い
胆管チューブ	黄色			

〔文献1より改変〕

- 腹腔内ドレーンは、1週間前後で抜去することが多いです。
- 最近では、早期抜去が推奨されています。

注意！
- 正しく固定はされていますか？ ねじれて固定していないかも毎日確認しましょう。
- 術後のADLに合わせて、効果的にドレナージがされるよう固定方法も工夫をしましょう。

- ☑ ドレーン排液：急な増加、減少
- ☑ ドレーンの管：血餅や浮遊物質などが詰まって閉塞していないか

注目！
増えていれば出血やリンパ漏、減っていれば閉塞などの可能性も考えましょう。

膵液瘻

- 膵液が吻合部から腹腔内に漏出することをいいます。
- 膵 - 空腸吻合部の縫合不全や、膵組織の挫滅によって生じます。
- 特に膵頭十二指腸切除術後の膵液瘻は、膵液が腸液と混ざることで活性化し、自己組織への障害性が高まります。

注目！
他の吻合部の縫合不全の誘発、腹腔内出血など重篤な合併症を引き起こすリスクがあります。

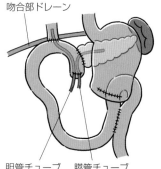

吻合部ドレーン

胆管チューブ 膵管チューブ

膵液瘻は重篤な合併症の一因になる！

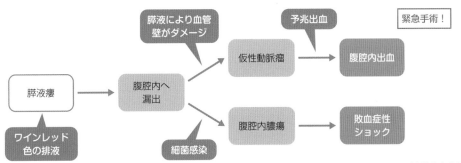

（文献2を参考に作成）

ドレーン排液の観察

- 白色〜褐色、ワインレッド、灰白色、黄白色の場合は膵液瘻を疑います。
- 術後3日目以降で、ドレーン排液のアミラーゼ値が血清アミラーゼの3倍以上が3日以上続く場合に膵液瘻と定義されます。
- ドレーン排液中のアミラーゼ値が非常に高い場合は、出血を防ぐために生理食塩液を注入し、持続洗浄を行うことがあります。

＊ドレーン排液については、p.49参照

ドレーン刺入部の皮膚の観察

- 膵液は強いアルカリ性のため、ドレーン周囲の皮膚に長時間触れることで、疼痛やびらんの原因となります。

これも覚えておこう！

膵液瘻の時の排液

- 膵液瘻が生じる時には排液が乳白色になり、胆汁と混ざることで淡黄色に、組織の融解を生じると腹腔内出血を起こし赤ワイン色になるなど、どれも酸臭がするといわれます。

膵切除後の代表的なドレーン排液

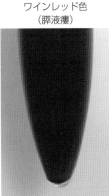

異常所見なし

ワインレッド色
（膵液瘻）

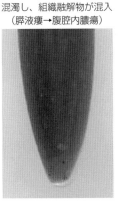

混濁し、組織融解物が混入
（膵液瘻→腹腔内膿瘍）

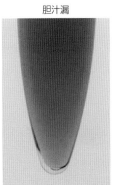

胆汁漏

（文献3より転載）

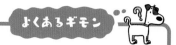

ドレーンの刺入部はドレッシング材で覆わなくてもいいの？
ドレーンからの脇漏れが多い場合、皮膚を保護するために、ドレッシング材で覆わない方がよい場合があります。

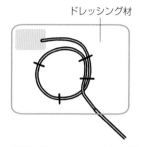

ドレッシング材

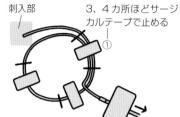

刺部

3、4 カ所ほどサージ
カルテープで止める
①

② チューブの太い部分（金具部分）
を皮膚トラブル予防のため、適
宜ガーゼなどで保護したうえで、
Ω止めをする

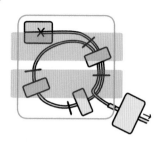

術直後はドレッシング材
で覆われていることがあ
るが、排液が多いと、び
らんなどスキントラブル
の原因となってしまう。

排液が多い場合は、刺入部は
オープンとし、ガーゼ保護

刺入部まわりを Y ガーゼなど
で覆った上からガーゼを当て
る（枚数は浸出液の量で決め
る）

縫合不全

- 膵臓や胆管をつないだ部分（吻合部）で感染や血流障害、物理的要因などによってくっつかないことを縫合不全といい、消化液が腹腔内に漏れることがあります。
- 漏出の程度や範囲によって絶食、抗菌薬による保存治療や重篤化すると緊急手術になる場合もあります。

☑ 発熱や腹痛（特に食事開始時）
☑ ドレーン排液の性状
☑ 採血検査：炎症反応、凝固能の異常

 注意！ 敗血症症状（悪寒を伴う発熱、脈拍・呼吸数の増加、意識レベルの低下など）の有無にも注意しましょう。

消化性潰瘍

- 膵頭十二指腸切除では、胃空腸吻合部から、強い胃酸が脆弱な空腸に流入することで潰瘍を形成して出血をきたしたり、穿孔（空腸に穴が開くこと）をきたしたりするので、生涯にわたり PPI（プロトンポンプインヒビター）と呼ばれる制酸薬の投与が必要です。

胆管炎

- 胆嚢から出る胆管と膵臓から出る膵管は、合流して十二指腸に開口しています。
- 腸内細菌を含む腸液が胆管に逆流することで、胆管炎を起こすことがあります。

☑ 胆管チューブ：胆汁の流出量、性状
☑ 発熱
☑ 腹痛

 注意！
- 胆管チューブからの排液が流出不良の場合は、その旨を医師に報告しましょう。
- 発熱が持続していたら、胆管炎を疑いましょう。

注意！ 胆管炎を防ぐために便秘をしないように注意しましょう。

 注目！
胆管炎から敗血症性ショックをきたすことがあります。

腹腔内出血

- 術後 24 時間以内の早期出血は術中の止血操作が不完全なことによるものであり、再開腹止血術の施行も検討が必要です。
- 晩期出血の原因としては、消化管吻合部出血と、仮性動脈瘤による出血があります。
- 膵液瘻が重篤化すると漏出した膵液が活性化し、太い血管の断端に仮性動脈瘤ができる場合があります。
- 活性化した膵液を含む消化液が腹腔内の動脈壁を侵食し、血管が破綻して突然の大出血を起こすことがあります。
- ただちに造影 CT 検査、腹部血管造影検査を行い、仮性動脈瘤に対し動脈塞栓術を行います。

☑ ドレーン排液：血性 （p.49 参照）
☑ 採血検査：貧血や炎症反応（Hb、CRP）
☑ 発熱、血圧低下、頻脈、頻呼吸、四肢冷感、意識レベル低下、せん妄など

注目！
出血性ショックから心停止に至ることもある重大な合併症です。

注意！
- 大出血が起こる1、2日前に、ドレーンからわずかな出血を認めることがあります（予兆出血）。
- 血性排液を認めた時点で腹腔内出血を疑い、ただちに医師に報告しましょう。

注目！
医師に報告するとともに、モニター装着や末梢点滴路確保の準備をしましょう。

腹腔内膿瘍

- 大部分が、膵液瘻や胆汁漏が原因となります。
- 縫合不全などにより腹腔内に膵液や胆汁が漏出し、ドレナージ不良により腹腔内膿瘍をきたすことがあります。
- 腹腔内血腫も膿瘍の原因となります。

☑ 発熱 ☑ 腹痛 ☑ 腹部膨満
☑ ドレーン排液：褐色調〜濃緑、粘稠度上昇

注意！
チューブ閉塞や、ねじれて固定をしていないかなど、固定方法にも随時注意をしましょう。

注目！
ドレナージ不足が原因の場合、ドレーンの性状や量にあまり変化がない場合もあります。

乳び腹水

- 術中のリンパ管損傷や、縫合不全により、リンパ液が漏出することで起こります。
- 乳白色の排液となり、排液量が 1,000mL/ 日近くに増加することがあります。
- 排液中の中性脂肪（トリグリセリド）を測定することで診断ができます。
- ほとんどが、保存加療により改善します。

☑ ドレーン排液：乳白色、量の増加（食事開始とともに）
（p.80 参照）

注目！
ドレーン排液が増えていたら、低タンパク食への変更を検討しましょう。
禁食とし、脂肪を含まない経管栄養に変更することもあります。

胃内容排泄遅延

- 胃から食物が一時的に排出されなくなる現象をいいます。
- 悪心・嘔吐・食欲不振をきたし、経鼻胃管留置などを必要とし、在院日数の延長にもつながります。
- 原因として、十二指腸切除に伴う胃の運動を促す消化管ホルモンの欠如、血管処理による胃の虚血、迷走神経切離、胃の形態変化などが考えられています

☑ 悪心・嘔吐（術後に食事を開始する時）

注目！

- 食事をしないと治癒が遅延すると思っている患者もいますが、無理に摂取することでのリスクがあるため、一度に食べすぎないよう説明しましょう。
- 食事のオーダー変更が可能であれば、主食半量、5回分食などを医師に相談しましょう。

注意！

- 術後に食事を開始する時には、胃もたれする感じがないかなど患者にわかりやすい言葉で質問しましょう。
- 食後はすぐに臥床しないように説明しましょう。

下痢

- 膵臓切除術後は膵液の絶対量（正常時800〜1,000mL/日）が減るため、消化吸収が低下し、脂肪性下痢となります。
- 上腸間膜動脈に近い膵がんの手術の際などに、小腸全体と右側結腸の蠕動運動のバランスを保つ自律神経である上腸間膜動脈神経叢を郭清（摘出）することで、食直後に下痢をする神経性下痢が起こることがあります。

☑ 排便回数、量、体重の減少の有無
☑ 採血検査：腎臓機能や電解質のバランス

注意！

- 脱水予防のため、経口摂取が可能なら水分摂取を促しましょう。
- 膵酵素薬や止痢薬の内服、脂肪制限食への変更を検討します。

膵液に含まれる消化酵素

- トリプシン、キモトリプシン：タンパク質を分解
- アミラーゼ：炭水化物を分解
- リパーゼ：脂肪を分解

糖尿病

- 膵臓は内分泌機能によって血糖を調整するホルモンであるインスリンとグルカゴンをつくっていますが、膵臓の一部が切除されることでインスリンの分泌量が低下し、耐糖能異常が生じます。
- 糖尿病は術後の感染や縫合不全、創傷治癒に大きく影響を与えるため、術前から血糖コントロールが重要となります。

☑ 血糖測定：低血糖や高血糖の有無、血糖の推移

注意！

インスリン分泌量の低下に加え、術後は手術侵襲や膵外分泌機能低下などにより低栄養状態に陥りやすく、通常の糖尿病よりも血糖値の変動が大きく、低血糖にも注意が必要です。

注目！

退院後も自己での血糖測定やインスリンの自己注射が必要になる場合は、患者が自分で実施できるように早めから指導をしましょう。

消化不良ならびに低栄養性脂肪肝

- 膵臓切除によって膵外分泌酵素が不足し、消化不良をきたすことがあります。その場合には内服薬で消化酵素の補充を行います。
- 膵体尾部切除の際にはまれですが、膵頭十二指腸切除では吸収不良による脂肪肝をきたすことがあるので、消化酵素の補充は必須です。

⑮ 急性腹症の主な疾患と治療

　急性腹症とは、発症1週間以内の急性発症で、手術など迅速な対応が必要な腹部疾患のことを指します。代表的な疾患を紹介します。

🐾 虫垂炎

- 虫垂炎とは虫垂（盲腸の先端部）が急性炎症を起こした疾患です。
- 虫垂が糞石（便が石灰化したもの）などで閉塞すると、虫垂内腔の圧が高まりリンパ管や血管が閉塞します。すると、虫垂粘膜が壊れ、粘膜から虫垂壁内に増殖した腸内細菌が入り込み、感染します。

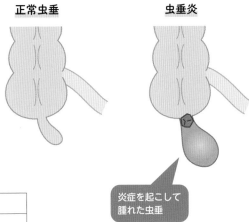

正常虫垂　　虫垂炎

炎症を起こして腫れた虫垂

虫垂炎の分類

カタル性虫垂炎	粘膜にびらんを生じている状態
化膿性虫垂炎	虫垂壁内に炎症や膿瘍を認める状態
壊疽性虫垂炎	虫垂壁が一部壊死した状態 壊死した部分に穴が開くと、穿孔性虫垂炎となり腹膜炎や腹腔内膿瘍を合併する

- カタル性、化膿性、壊疽性に分けられ、この順番に進行していきます。

虫垂炎の症状

- 心窩部痛（みぞおちの痛み）が出現し、時間が経過すると共に右下腹部へと痛みが移動します。
- 発熱、食欲不振、悪心、嘔吐、下痢などが見られる場合があります。

注意！

- 虫垂炎は症状だけでは腸炎・憩室炎と区別がつかないことがあります。
- 小児、高齢者、妊婦では典型的な症状がない（腹痛がないなど）ことがあるので注意が必要です。

虫垂炎の検査所見

- 白血球数（WBC）の増加、遅発性にCRP値の上昇が認められます。特に、穿孔性虫垂炎で腹膜炎や腹腔内膿瘍を合併すると、WBCやCRPは著明に上昇します。
- 重症例や高齢者ではWBC値が減少することがあります。

虫垂炎の治療

保存的治療（＝手術をしない治療）

- 軽度のカタル性虫垂炎の場合は、保存的（絶食、補液、抗菌薬投与）治療を行います。
- 腹痛の範囲が右下腹部だけでなく腹部全体に広がる、発熱が続く、WBCやCRP所見が増悪する場合などは、手術治療に変更する場合があるので、全身状態を注意して観察します。

手術治療

- 緊急手術と待機的手術があります。
- 緊急手術は、汎発性腹膜炎（腹腔内全体に炎症や膿瘍が広がっている場合）や保存的治療で腹痛・発熱・血液検査の炎症反応（WBC や CRP など）が改善しない場合に適応になります。
- 待機的手術は、保存的治療を行って改善した後、1～3 カ月程度経過して炎症が落ち着いた時に、虫垂炎の再発を予防する目的で行います。
- 術式は緊急手術も待機的手術も虫垂切除術が基本で、最近は開腹手術より腹腔鏡下手術が主流です。
- 炎症が強い場合は、回盲部切除術というより広範囲の切除が必要になることもあります。

注意！

- 腹腔鏡下手術より開腹手術の方が創感染が多いです[1]。創周囲の発赤・腫脹・膿汁の流出は創感染の所見です。特に開腹手術は注意しましょう。
- 術後に発熱が続く場合、腹腔内遺残膿瘍の可能性があります。

🐾 イレウスまたは腸閉塞

イレウスと腸閉塞はよく混同して使われますが、2 つは異なります。

- イレウス：腸管閉塞は伴わず、腸管運動の低下による腸管内容物の停滞
- 腸閉塞：腸管が閉塞することにより、腸管内容物の肛門側への通過障害

■ イレウスと腸閉塞の分類

	種類	原因	病態	治療
イレウス＝機能性イレウス	麻痺性イレウス	● 開腹手術による刺激 ● 腹腔内の炎症	● 腸管運動の低下	【保存的治療】 ● 離床、消化管蠕動運動促進薬の投与 ● 嘔吐する場合は絶飲食、胃管やイレウス管留置
腸閉塞＝機械性腸閉塞	閉塞性腸閉塞	● 腸管と腹壁などとの術後の癒着 ● 大腸がんや炎症による腸管の狭窄・閉塞	● 腸管の狭窄・閉塞（血流障害はない）	【保存的治療】 ● 絶飲食、胃管やイレウス管の留置：胃管やイレウス管でたまっている腸管内容物を吸い出し、腸管の浮腫（むくみ）を改善する 【手術治療】 ● 保存的治療で改善しない場合に行う
	絞扼性腸閉塞	● 腸管と腹壁などとの術後の癒着 ● 腸重積 ● 腸管軸捻転 ● ヘルニア嵌頓	● 腸管の閉塞とそれによる血流障害 ● 腸管がループ状に縛られる →縛られた腸管に血流障害が生じる →腸管虚血や壊死が起こる	● 緊急手術による絞扼の解除、腸管が壊死している場合は壊死腸管の切除が必要

イレウスまたは腸閉塞の症状

- 悪心・嘔吐、腹部膨満、腹痛、排便・排ガスの停止が起こります。
- 腸管壁の浮腫が生じて余分な場所に水分が取られることで脱水になるため、尿量低下・頻脈など脱水による症状を合併することがあります。

イレウスまたは腸閉塞の治療

- 麻痺性イレウス、閉塞性腸閉塞は保存的治療が基本です。
- 麻痺性イレウスは、腸管運動を刺激する必要があるので、離床を促したり、消化管蠕動運動促進薬の投与を行います。
- 閉塞性腸閉塞は、絶飲食として胃管やイレウス管を挿入して腸管の減圧が必要になります。
- 絞扼性腸閉塞には緊急手術を行います。手術では絞扼（腸管の閉塞による血流障害）の解除と腸管が壊死している場合は壊死腸管の切除が必要です。

注意！ 鎮痛薬を投与しても強い腹痛が改善しない場合、絞扼性腸閉塞の可能性が高くなります。
緊急手術が遅れると急変する可能性もあるので、必ず医師に報告・確認しましょう。

注目！ 嘔吐する麻痺性イレウスでは絶飲食とし、胃管やイレウス管を挿入して腸管の減圧（たまった腸管内容物（便や腸液）を吸引すること）が必要になります。

注目！ それでも改善しない場合は手術を行うことがあります。

これも覚えておこう！

イレウス管の種類
イレウス管には経鼻型と経肛門型があり、閉塞部位によって使い分けます。

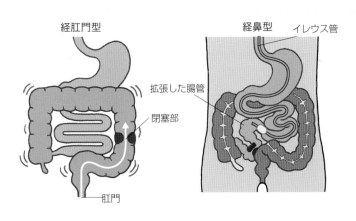

経肛門型　　　経鼻型　イレウス管

拡張した腸管

閉塞部

肛門

🐾 消化管穿孔

- 消化管に何らかの原因で穴が開き（＝穿孔）、腸管内容（消化液や便）が漏れ出して腹膜炎を引き起こす疾患です。
- 上部消化管穿孔と下部消化管穿孔に大きく分けられます。
- 上部消化管穿孔は、胃潰瘍や十二指腸潰瘍の穿孔が多いです。
- 下部消化管穿孔では、大腸がんや憩室炎による穿孔などが多いです。

消化管穿孔の分類

- 穿孔部位によって大きく、上部消化管穿孔と下部消化管穿孔に分けられます。

上部消化管穿孔（胃や十二指腸の穿孔）
- 胃・十二指腸潰瘍や胃がんが原因であることが多いです。
- 喫煙、低栄養、ピロリ菌感染、鎮痛薬（非ステロイド性抗炎症薬：NSAIDs）の内服などのリスクが重なって起こります。
- 保存的治療の場合と緊急手術が必要な場合があります。

下部消化管穿孔（大腸の穿孔）
- 憩室炎、大腸がんによる腸閉塞が原因であることが多いです。
- 糞便や腸液の腹腔内への広がりによる汎発性腹膜炎（腹腔内全体に炎症・感染が広がっている状態）を伴う場合が多いです。
- 緊急手術が基本です。人工肛門（ストーマ）を造設する場合が多いです。

注意！ NSAIDs（ロキソニン®、ロピオン®など）は胃・十二指腸潰瘍を起こしやすい薬なので、胃・十二指腸潰瘍患者の腹痛に対してNSAIDsは禁忌です。アセトアミノフェン（カロナール®、アセリオ®など）などの投与を行います。

ほかにも、頻度は少ないですが、食道穿孔や小腸穿孔があります。

消化管穿孔の症状

- 強い腹痛、発熱などの症状が現れます。特に腹膜炎になった場合は、腹膜への炎症の波及による腹膜刺激症状（筋性防御、反跳痛）が現れます。
- 血液検査ではWBC、CRPなどが上昇し、感染を表します。重症の下部消化管穿孔ではWBCが低下してくることもあり、注意が必要です。

注意！ 特に下部消化管穿孔は敗血症性ショックになるので、頻脈、血圧低下などのバイタルサインの変化に注意が必要です。

消化管穿孔の治療

上部消化管穿孔の治療
【軽症例（腹膜炎が軽度、または限局している症例）】
- 保存的治療を行います。
- 絶飲食、胃管による胃内容物の吸引・減圧、抗菌薬や酸分泌抑制薬などの投与を行います。
- 保存的治療で症状や炎症所見が改善しない場合は、手術治療に切り替えます。

【重症例（汎発性腹膜炎を伴う症例）】
- 手術治療を行います。
- 洗浄ドレナージ術とともに、穿孔部を塞ぐ大網充填術または大網被覆術を行います。
- 術後は胃管やドレーンが留置されます。

下部消化管穿孔の治療
- 手術治療を行います。
- 洗浄ドレナージと人工肛門造設を行います。
- 場合によって、穿孔部の腸管を切除することもあります。

🐾 急性胆嚢炎

- 胆嚢に急性炎症が生じた疾患で、多くは胆嚢結石（胆石）が原因です。
- 胆石とは、胆嚢や胆管で形成される胆汁成分が固まってできた固形物です。
- 胆石が胆嚢頸部や胆嚢管に嵌頓（はまり込むこと）して胆嚢管が閉塞すると、胆汁が流出できなくなってうっ滞し、細菌感染を起こします。

急性胆嚢炎の症状

- 右季肋部痛（右の肋骨の下辺りの痛み）または心窩部痛（みぞおちの痛み）、発熱、悪心・嘔吐などが現れます。

胆石症の好発患者の特徴：胆石の5F

① Forty（40歳代）　② Female（女性）
③ Fatty（肥満）　　④ Fair（白人）
⑤ Fecund（多産）

急性胆嚢炎の重症度分類

- 急性胆嚢炎は重症度によって3つに分類されます。

- **重症急性胆嚢炎**：血圧低下などの循環障害や意識障害、呼吸障害、腎機能障害など全身の異常を伴うもの
- **中等症急性胆嚢炎**：症状出現から72時間以上症状が続いていたり、強い炎症所見（胆嚢壁の壊死、胆嚢周囲の膿瘍など）を伴うもの
- **軽症急性胆嚢炎**：急性胆嚢炎のうち中等症や重症の所見を満たさないもの

注意！ 重症急性胆嚢炎は、バイタルサインの注意が特に必要です。
　中等症・軽症と判断していても重症に変化する場合があるので、症状やバイタルサインの変化（頻脈や血圧低下、呼吸数の増加、尿量低下など）に注意しましょう。

急性胆嚢炎の治療

- 基本的には胆嚢摘出術を前提とした治療を行います。
- 初期治療として、絶食、点滴、抗菌薬の静脈投与、鎮痛薬の投与を行います。

胆嚢摘出術

皮膚切開

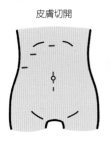
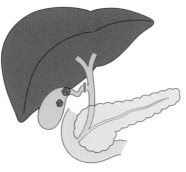

胆嚢ドレナージ

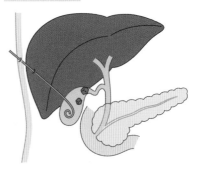

- 患者が手術に耐えられる状態であれば、なるべく早期（可能なら72時間以内）の手術が望ましいです。
- 腹腔鏡下手術が基本ですが、炎症が強い場合は開腹手術へ変更することもあります。

- 手術のリスクが高い患者には、経皮経肝胆嚢ドレナージまたは穿刺などを行い、感染した胆汁を体外に出せるようにします。

16 急性腹症の術後ケア

急性腹症を発症し手術となった場合には、重症化のリスクが高く緊急性を要することがほとんどです。看護師は、安全に手術が行えるよう支援し、術後合併症の早期発見、早期対応に努める必要があります。

急性腹症と腹膜炎

- 急性腹症とは、急激な腹痛を発症し緊急手術を含め迅速な対応を必要とする症状の総称です。
- 代表的な疾患として、虫垂炎や腸閉塞、汎発性腹膜炎などがあります。

汎発性腹膜炎

- 汎発性腹膜炎は、従来無菌である腹腔内に、細菌または消化酵素を含む消化液が流出して起こる重篤な炎症です。
- 主な原因として消化管穿孔などがあります。

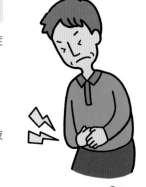

注意! 代表的な症状があれば、すぐにドクターコールしましょう！
- 発熱
- 頻脈
- 腹部の自発痛と圧痛
- 筋性防御

根拠 緊急で手術を行わないと敗血症を起こし、致命的となる場合があります。

よくあるギモン

筋性防御って？
腹壁を圧迫したときに反射的に腹筋が硬直する現象のこと。
患者に臥床してもらい、軽く膝を曲げた状態で触診しましょう。

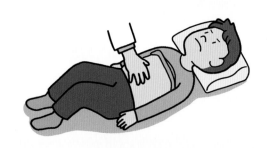

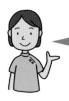
夜間腹痛を訴える患者に、ひとまず鎮痛薬を投与して朝まで様子をみるケースはありませんか？
もしかしたら、腹膜炎や出血を起こしている可能性もあるので、あやしいと思ったらすぐにドクターコールをしましょう！

注意!
- 急性腹症では原因となる疾患はさまざま考えられます。
- 症状や検査などからアセスメントすることが重要です。
- 症状を見逃さないよう、患者を注意深く観察しましょう！

急性腹症で手術が必要となる病態

腹膜炎以外でも手術が必要となる場合があります。

	出血	臓器の虚血	汎発性腹膜炎	臓器の急性炎症
症状	出血性ショック、吐血、下血	症状は曖昧なものから激痛までさまざま	腹部全体に腹膜刺激徴候	腹痛の部位が明らかな圧痛
採血検査	貧血	炎症所見（CRP）の上昇、逸脱酵素（CPK、LDH）の上昇、血清乳酸値の上昇	炎症所見の上昇	炎症所見の上昇
疾患	腹部動脈瘤破裂 肝がん破裂 消化管出血 異所性妊娠 卵巣出血 内臓動脈瘤破裂	上腸間膜動脈閉塞症 S状結腸捻転 絞扼性腸閉塞 卵巣茎捻転	消化管穿孔 胆囊穿孔	急性虫垂炎 重症急性胆管炎 骨盤腹膜炎

（文献1を参考に作成）

🐾 術後合併症に対する観察ポイントとケア

縫合不全　発症率：3〜5%

- ☑ バイタルサインに異常がないか
- ☑ ドレーン排液が消化液様（性）（混濁や茶褐色）になっていないか　　（p.49 参照）
- ☑ 創部に離開がないか

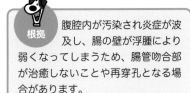

根拠　腹腔内が汚染され炎症が波及し、腸の壁が浮腫により弱くなってしまうため、腸管吻合部が治癒しないことや再穿孔となる場合があります。

腹腔内膿瘍・創部感染（SSI）

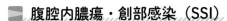

発症率：8〜10%

- ☑ バイタルサインに異常がないか
- ☑ 創部やドレーン刺入部に感染徴候（発赤・腫脹・熱感・疼痛）がないか
- ☑ ドレーンの排液が膿性（クリーム色）になっていないか　　（p.49 参照）

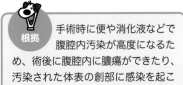

根拠　手術時に便や消化液などで腹腔内汚染が高度になるため、術後に腹腔内に膿瘍ができたり、汚染された体表の創部に感染を起こします。

注目！
医師の指示に従い適切に抗菌薬を投与します。

術後出血 発症率：1～3%

- ☑ バイタルサインに異常がないか
- ☑ ドレーン排液が血液様（性）（赤色）になっていないか
  (p.49 参照)
- ☑ 創部に離開がないか

根拠 術後もしばらくは炎症が続くため、炎症の波及により血管が破綻し、出血が起こります。

根拠 術後離床が進まないことや、腹腔内の炎症が波及して腸管の蠕動運動が低下することによる麻痺性腸閉塞や、癒着による腸閉塞が起こります。

腸閉塞 発症率：2～10%

- ☑ 腹痛や腹部症状（腹部膨満感や悪心・嘔吐など）の有無
- ☑ 排便や排ガスの有無
- ☑ 異常な腸蠕動音（金属音）の有無

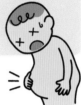

注目！ 早期離床できるよう支援します。便秘がみられる場合には、下剤などの薬剤使用を検討しましょう。

術後の疼痛管理

- 術後早期離床が行えるよう、疼痛に対し鎮痛薬を使用します。特に術後24時間は急性疼痛が強いため、こまめに疼痛状況を観察し鎮痛薬の効果が得られているか観察します。
- 痛みの評価スケール（NRSなど）を用いて客観的に評価する（p.110 参照）。

注目！ 術後痛には個人差があるので、患者の訴えを傾聴し情緒的サポートを行うことも重要です。

術後の目標鎮痛レベル（目安）

① 安静時に眠ることができる程度（NRS2 程度）
② 体位変換や体動時に創部痛増強による行動の抑制が起こらない程度

ストーマケア

- ストーマ造設部位や排液に異常がないか観察します。
- ストーマ造設した場合には、患者はストーマを受け入れるところから始まるので、まずは見ることから始めます（p.58 参照）。

精神的ケア

- 急性腹症を発症し手術適応となった場合、患者は予期せず緊急手術となるケースが多いです。

注目！ 術前から腹痛に対し鎮痛薬を積極的に使用し、できるだけ安心して手術が行えるよう支援しましょう。
術後は患者本人に医師から病状説明が行われるよう調整します。
睡眠が取れているか、また精神面に異常がないか観察します。

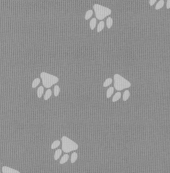

4章

消化器外科で使用される主な薬剤

● 薬剤情報は、2023年4月現在のものです。

● 本書の記載内容には正確を期するように努めておりますが、薬剤情報は変更されることがありますので、薬剤の使用時には最新の添付文書などをご参照ください。また、従来の治療や薬剤の使用による不測の事故に対し、著者および当社は責任を負いかねます。

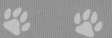

● 消化器外科における薬剤投与

消化器外科では、疼痛コントロールから感染症、排便コントロールなど幅広く薬剤を使用します。
薬剤の使用目的と注意点を含めて把握しておくことが大切になります。

🐾 抗菌薬

- 周術期の感染予防、感染症の治療に対して用いられます。
- 目的とする臓器や病原微生物などを考慮し薬剤が選択されます。

一般名（略号）	商品名	特徴
アンピシリン（ABPC）	ビクシリン®	● グラム陰性菌にも抗菌作用を有する ● エンテロコッカス・フェカーリスに対しては第一選択薬
スルバクタム・アンピシリン（SBT/ABPC）	ユナシン®-S	● βラクタマーゼ阻害薬であるスルバクタムを配合し、βラクタマーゼ産生菌にも有効
ピペラシリンナトリウム（PIPC）	ペントシリン®	● 緑膿菌に有効
タゾバクタム・ピペラシリン（TAZ/PIPC）	ゾシン®	● βラクタマーゼ阻害薬であるピペラシリンを配合 ● ブドウ球菌属などのグラム陽性菌、緑膿菌などのグラム陰性菌および嫌気性菌まで幅広い抗菌力を有する広域抗菌薬 ● 副作用として腎機能障害の頻度が高い
セファゾリンナトリウム（CEZ）	セファメジン®	● 第一世代セフェム系抗菌薬 ● グラム陽性菌であるブドウ球菌、レンサ球菌やグラム陰性菌である大腸菌、肺炎桿菌などに抗菌力を有しており、上部消化管や肝胆膵領域の周術期予防抗菌薬に使用される
セフメタゾール（CMZ）	セフメタゾン®	● 第二世代セフェム系抗菌薬 ● 嫌気性菌にも有効 ● 下部消化管領域の周術期予防抗菌薬に使用される

一般名（略号）	商品名	特徴
セフトリアキソン（CTRX）	ロセフィン®	● 第三世代セフェム系抗菌薬。グラム陽性・陰性の好気性菌および嫌気性菌に広く抗菌作用を示す ● 淋菌に有効　緑膿菌に無効
セフェピム（CFPM）	マキシピーム®	● 第四世代セフェム系抗菌薬。グラム陽性菌、陰性菌および嫌気性菌に対して幅広い抗菌スペクトルを有する ● 緑膿菌に有効 ● 発熱性好中球減少症に対する適応あり
スルバクタム・セフォペラゾン（SBT/CPZ）	スルペラゾン®	● β-ラクタマーゼ阻害薬であるスルバクタムを配合 ● グラム陽性菌、グラム陰性菌、嫌気性菌まで幅広い抗菌活性を有する ● 胆汁への移行性があり、肝・胆道感染症で使用される
メロペネム（MEPM）	メロペン®	● グラム陽性菌、グラム陰性菌、嫌気性菌に対して幅広い抗菌スペクトラムをもつ広域抗菌薬 ● 30分以上かけて点滴静注を行う
ドリペネム（DRPM）	フィニバックス®	● 好気性のグラム陽性菌、グラム陰性菌および嫌気性菌に対して、幅広い抗菌スペクトルをもつ ● 緑膿菌に対しては強い抗菌力を有する
レボフロキサシン（LVFX）	クラビット®	● 嫌気性菌を含むグラム陽性菌群およびグラム陰性菌群に対し、広範囲な抗菌スペクトルをもつ ● 緑膿菌、結核菌に有効 ● 点滴静注する場合500mgを60分かけて投与する ● 内服薬あり。内服投与の場合は、キレート（錯体）を形成し吸収が低下するため、2価の陽イオン（アルミニウム、マグネシウム、鉄など）を含む薬剤とは1〜2時間間隔をあけて服用する
ミノサイクリン（MINO）	ミノマイシン®	● グラム陽性菌およびグラム陰性菌に対して広い抗菌作用を示す ● 多剤耐性ブドウ球菌に強い抗菌力を示す ● 小児（特に歯牙形成期にある8歳未満の小児）に投与した場合、歯牙の着色・エナメル質形成不全、また、一過性の骨発育不全を起こすことがある ● 内服薬あり。内服投与の場合には、キレート（錯体）形成による吸収の低下を避けるためカルシウム、マグネシウム、アルミニウム、ランタンまたは鉄剤との服用間隔は2〜4時間あける
バンコマイシン（VCM）	塩酸バンコマイシン	● メチシリン耐性黄色ブドウ球菌（methicillin-resistant Staphylococcus aureus；MRSA）に有効 ● 急速なワンショット静注や短時間での点滴静注によりヒスタミンが遊離されてred neck症候群（顔、頸、躯幹の紅斑性充血、そう痒など）や血圧低下などの副作用が発現することがあるので、60分以上かけて点滴静注する ● 急性腎障害に注意が必要 ● TDMを行い用法用量を設定することが多い ● 内服薬は消化管内から吸収されないため、感染性腸炎や骨髄移植時の消化管殺菌に対して使用される

一般名（略号）	商品名	特徴
テイコプラニン（TEIC）	タゴシッド®	● MRSA に有効 ● 半減期が長く、血中濃度が治療有効域に入るのに時間がかかるため治療開始数日間はローディングを行う
リネゾリド（LZD）	ザイボックス®	● バンコマイシン耐性腸球菌（VRE）、MRSA に対して抗菌力を有する ● 内服薬あり ● 血小板低下の副作用に注意
スルファメトキサゾール・トリメトプリム（ST）	バクタ® バクトラミン®	● ニューモシスチス肺炎の治療・予防に対して使用される ● 内服薬あり
クリンダマイシン（CLDM）	ダラシン®S	● β-ラクタム系抗菌薬に対してアレルギーのある患者にも使用可能 ● グラム陽性菌に対して有効

これも覚えておこう！

TDM
薬物血中濃度モニタリング（therapeutic drug monitoring；TDM）。
血中濃度を測定することで治療効果や副作用を評価し、患者個々に合わせた用法用量を設定すること。

ローディング
特に半減期の長い薬剤について、血中濃度を早期に上げ、治療有効域に達するため投与初期に通常用量よりも高用量を投与すること。

🐾 鎮痛薬

● プロスタグランジン（起炎物質・発痛増強物質）合成阻害などによる鎮痛・解熱・消炎効果が期待できます。

一般名（略号）	商品名	特徴
ロキソプロフェン	ロキソニン®	● プロスタグランジン合成阻害による解熱、鎮痛、消炎作用 ● 錠剤、散剤、内用液がある
フルルビプロフェン　アキセチル	ロピオン®	● プロスタグランジン合成阻害による鎮痛作用 ● 非ステロイド性抗炎症薬（NSAIDs）における唯一の注射薬

一般名（略号）	商品名	特徴
セレコキシブ	セレコックス®	● プロスタグランジン合成阻害による鎮痛、消炎作用
イブプロフェン	ブルフェン®	● プロスタグランジン合成阻害による解熱、鎮痛、消炎作用
メフェナム酸	ポンタール®	
アセトアミノフェン	カロナール®	● プロスタグランジン合成やカンナビノイド受容体またはセロトニン作動系への影響による鎮痛、解熱作用
	アセリオ	● アセトアミノフェンの注射薬 ● 体重によって投与量の調節が必要 ● 1袋15分で投与する
ペンタゾシン	ソセゴン®	● オピオイド受容体関連による鎮痛作用 ● 注射薬は麻酔前投薬および麻酔補助の効果もあり
トラマドール・アセトアミノフェン配合剤	トラムセット®	● トラマドールとアセトアミノフェンの合剤
トラマドール塩酸塩	トラマール®	● オピオイド受容体作動、ノルアドレナリンおよびセロトニン再取り込み阻害による鎮痛（侵害受容性疼痛および神経障害性疼痛の抑制）作用

🐾 胃薬

● 胃粘膜保護や胃酸分泌抑制作用が期待できます。

一般名（略号）	商品名	特徴
ランソプラゾール	タケプロン®	● プロトンポンプ阻害による胃酸分泌抑制作用
オメプラゾール	オメプラール®	● プロトンポンプ阻害による胃酸分泌抑制作用
エソメプラゾール	ネキシウム®	● プロトンポンプ阻害による胃酸分泌抑制作用
ボノプラザン	タケキャブ®	● プロトンポンプ阻害による胃酸分泌抑制作用
ファモチジン	ガスター®	● H_2 受容体阻害による胃酸分泌抑制作用
テプレノン	セルベックス®	● 胃粘液合成・分泌正常化による胃粘膜保護作用
レバミピド	ムコスタ®	● 内因性プロスタグランジン増加や胃粘液量増加による胃粘膜保護作用

🐾 下剤

● 大腸刺激などの作用により排便効果が期待できます。

一般名（略号）	商品名	特徴
センノシド	プルゼニド®	● 大腸粘膜刺激による蠕動運動促進
ピコスルファートナトリウム	ラキソベロン®	● 大腸粘膜刺激による蠕動運動促進 ● 水分吸収阻害作用による便の軟化
ラクツロース	モニラック®	● 浸透圧作用による便の軟化、有機酸産出による蠕動運動の促進 ● 添付文書上の便秘薬としては婦人科術後と小児 ● アンモニア産出抑制による高アンモニア血症に伴う諸症状改善作用もある
ルビプロストン	アミティーザ®	● クロライドチャネルを活性化、腸管内への水分分泌の促進による便の軟化
マクロゴール4000・塩化ナトリウム・炭酸水素ナトリウム・塩化カリウム	モビコール®	● 浸透圧作用による便の軟化
エロビキシバット	グーフィス®	● 胆汁酸トランスポーター阻害による便の軟化と蠕動運動促進
リナクロチド	リンゼス®	● 腸管分泌液促進および腸管輸送能促進作用による便の軟化および蠕動運動促進

🐾 止瀉薬

● 大腸の運動機能抑制などにより止瀉作用が期待できます。

一般名（略号）	商品名	特徴
ロペラミド	ロペミン®	● 蠕動運動抑制による止瀉作用、腸管腔内への分泌物抑制作用
アルブミン	タンニン酸アルブミン	● 緩和な収れん作用による止瀉作用
アルミニウム	アドソルビン®原末	● 吸着作用による止瀉作用
アヘンチンキ	アヘンチンキ	● オピオイド受容体刺激による腸管運動抑制による止瀉作用 ● 医療用麻薬

🐾 整腸剤

● 腸内細菌叢のバランスを整え、腸内環境改善作用が期待できます。

一般名（略号）	商品名	特徴
ラクトミン 酪酸菌 糖化菌	ビオスリー®	● 腸管病原菌増殖抑制作用による腸内細菌叢正常化作用
ビフィズス菌	ビオフェルミン®	● 腸内細菌叢正常化作用による整腸作用 ● 抗菌薬使用時は耐性乳酸菌（ビオフェルミンR®）
酪酸菌（宮入菌）	ミヤBM®	● 腸内細菌叢正常化作用による整腸作用
ビフィズス菌	ラックビー®	

🐾 消化管運動機能改善薬

● 消化管運動亢進や制吐作用が期待できます。

一般名（略号）	商品名	特徴
メトクロプラミド	プリンペラン® プリンペラン錠5	● 化学受容体引き金帯のドパミン（D_2）受容体阻害による制吐作用 ● セロトニン受容体関連による上部消化管運動亢進作用
モサプリド	ガスモチン®	● セロトニン 5-HT_4 受容体刺激による消化管運動亢進作用
イトプリド	ガナトン®	● ドパミン（D_2）受容体阻害およびアセチルコリンエステラーゼ阻害による消化管運動亢進作用 ● 嘔吐緩和作用

🐾 消化管内ガス駆除薬

● 消化管内のガスの駆除作用などが期待できます。

一般名（略号）	商品名	特徴
ジメチコン	ガスコン®	● ガス気泡の表面張力低下による消泡作用

🐾 制吐薬

● 術後の悪心に対して制吐効果が期待できます。

一般名（略号）	商品名	特徴
グラニセトロン	カイトリル®	● セロトニン 5-HT_3 受容体阻害による制吐作用

🐾 抗血栓薬

● 抗血栓や抗凝固作用により血栓予防や治療効果が期待できます。

一般名（略号）	商品名	特徴
エノキサパリン	クレキサン®	● アンチトロンビンⅢの第Ⅹa因子およびⅡa因子阻害による抗凝固作用、深部静脈血栓における抗血栓作用
ヘパリン	ヘパリン	● アンチトロンビンⅢの活性化により、トロンビンをはじめ第Ⅸa～Ⅻa因子およびカリクレイン阻害による抗凝固作用

🐾 1章 --

① 術前検査で起こりうるリスクを予測する
1）小寺泰弘編．併存症を持つ患者の評価とその術前・術後管理．臨床外科．69（11），増刊号 ERAS 時代の周術期管理マニュアル，2014, 38-86.
2）有岡明美ほか．"術前：状況把握と患者指導"．術前術後ケアポイント 80：チェックリスト＆図解でサクッと理解！．足羽孝子ほか編．大阪，メディカ出版，2013, 10-9.
3）日本麻酔科学会 周術期禁煙ガイドラインワーキンググループ（WG）．周術期禁煙 プラクティカルガイド．（https://anesth.or.jp/files/pdf/kinen-practical-guide_20210928.pdf，2023 年 1 月閲覧）.

② 視て，聴いて，触れて患者の全体像をアセスメントする
1）竹ノ内正記ほか．"術前チームが行う術後回復促進策"．術後回復を促進させる 周術期実践マニュアル：患者さんに DREAM を提供できる周術期管理チームをめざして．谷口英喜編．東京，日本医療企画，2017, 37-60.
2）有岡明美ほか．"術前：状況把握と患者指導"．術前術後ケアポイント 80：チェックリスト＆図解でサクッと理解！．足羽孝子ほか編．大阪，メディカ出版，2013, 10-9.

③ 薬歴・健康食品の確認と休薬・休止指導
1）竹ノ内正記．"薬剤師による DREAM を目指した情報収集"．術後回復を促進させる 周術期実践マニュアル：患者さんに DREAM を提供できる周術期管理チームをめざして．谷口英喜編．東京，日本医療企画，2017, 45-7.
2）有岡明美ほか．"術前：状況把握と患者指導"．術前術後ケアポイント 80：チェックリスト＆図解でサクッと理解！．足羽孝子ほか編．大阪，メディカ出版，2013, 10-9.

④ 術前の食事摂取状態と栄養管理・周術期の口腔管理
1）日本静脈経腸栄養学会編．"成人の病態別栄養管理：周術期"．静脈経腸栄養ガイドライン．第 3 版．東京，照林社，2013, 222-34.
2）ニュートリー．"栄養状態の評価：SGA"．キーワードでわかる臨床栄養．（https://www.nutri.co.jp/nutrition/keywords/ch5-1/keyword7/，2023 年 1 月閲覧）.
3）石井良昌ほか．"専門的口腔管理"．研修医・多職種チームのための周術期管理マニュアル．鍋谷圭宏編．東京，日本医事新報社，2022, 48-56.
4）海堀昌樹．"術後早期回復プログラム"．前掲書 3）. 64-71.
5）福島亮治ほか．ERAS とは何か．臨床外科．69（11），2014, 10-4.
6）志田大ほか．ERAS 時代の術前術後栄養管理．前掲書 5）. 15-7.
7）牛込恵子．"管理栄養士による DREAM を目指した情報収集"．術後回復を促進させる 周術期実践マニュアル：患者さんに DREAM を提供できる周術期管理チームをめざして．谷口英喜編．東京，日本医療企画，2017, 50-60.

⑤ 術前説明や指導は術後の回復過程に大きく影響する
1）谷口英喜．"術前カウンセリンクが最も効果的 術前説明は重要な治療の 1 項目！"．術後回復を促進させる 周術期実践マニュアル：患者さんに DREAM を提供できる周術期管理チームをめざして．谷口英喜編．東京，日本医療企画，2017, 90-4.
2）岡本泰岳．"クリニカルパス導入の意義と本質"．現場で使えるクリニカルパス実践テキスト．第 2 版．日本クリニカルパス学会 学術・出版委員会監修．東京，医学書院，2021, 1-11.
3）中麻里子．"クリニカルパスの作成"．前掲書 2）. 13-26.

⑥ 多職種・多角的な術前の情報収集とアプローチは重要
1）厚生労働省．令和 2 年度診療報酬改定の概要（入院医療）．（https://www.mhlw.go.jp/content/12400000/000691039.pdf，2023 年 1 月閲覧）.
2）東京都福祉保健局．東京都退院支援マニュアル：病院から住み慣れた地域へ、安心して生活が送れるために．（https://www.fukushihoken.metro.tokyo.lg.jp/iryo/iryo_hoken/zaitakuryouyou/taiinnshienn.files/taiinn1.pdf，2023 年 1 月閲覧）.
3）角川由香ほか．診療報酬上で求められている入退院支援の形．看護技術．68（5），2022, 396-408.

⑦ せん妄リスク
1）松﨑朝樹．"せん妄"．精神診療プラチナマニュアル Grande．第 2 版．東京，メディカル・サイエンス・インターナショナル，2020, 133-6.
2）小川朝生．"せん妄の基礎知識"．DELTA プログラムによるせん妄対策：多職種で取り組む予防，対応，情報共有．小川朝生ほか編．東京，医学書院，2019, 1-23.
3）佐々木千幸ほか．"DELTA プログラムによるせん妄のリスク評価と対応"．前掲書 2）. 25-40.

🐾 2章 --

① 消化器外科手術における麻酔の種類と特徴
1）日本麻酔科学会・周術期管理チーム委員会編．周術期管理チームテキスト．第 4 版．神戸，日本麻酔科学会，2021, 821p.

② 手術後の体温管理
1）日本麻酔科学会・周術期管理チーム委員会編．周術期管理チームテキスト．第 4 版．神戸，日本麻酔科学会，2021, 821p.
2）木谷友洋．"手術後：シバリングとその対応"．事例で学ぶ周術期体温管理．山蔭道明ほか編．並木昭義監修．東京，真興交易医書出版部，2007, 192-6.
3）森田孝子監修．周手術期看護．東京，学研メディカル秀潤社，2003, 536p.（Nursing Selection, 9）.
4）杉山貢ほか．手術と生体侵襲．Expert Nurse. 21（14），2005, 22-5.
5）稲城陽子．術後患者の身体的変化と看護．がん看護．25（6），2020, 551-4.

❸ 術後せん妄

1) 古賀雄二. せん妄の評価 1) CAM-ICU を使用したせん妄の評価①. 看護技術. 57 (2), 2011, 35.
2) 卯野木健ほか. せん妄の評価 3) ICDSC を使用したせん妄の評価. 看護技術. 57 (2), 2011, 46.
3) 井上真一郎. せん妄診療実践マニュアル. 改訂新版. 東京, 羊土社, 2022, 278p.
4) 中村香織. ICU ビジュアルナーシング：見てできる臨床ケア図鑑. 道又元裕監修. 東京, 学研メディカル秀潤社, 2014, 272p.
5) 薬物療法検討小委員会編. せん妄の治療指針：日本総合病院精神医学会治療指針 1. 東京, 星和書店, 2005, 68p.
6) 大内玲. ささやかだけど役立つせん妄管理の知識. ICNR. 5 (1), 2018, 46-55.
7) 清水敬樹. ICU 実践ハンドブック：病態ごとの治療・管理の進め方. 東京, 羊土社, 2009, 597p.
8) 鎌倉やよいほか. 周術期の臨床判断を磨く：手術侵襲と生体反応から導く看護. 東京, 医学書院, 2008, 176p.

❹ 循環動態

1) 独立行政法人労働者健康安全機構関西労災病院看護部編. "術後管理のポイント：術後の全身状態". はじめての消化器外科看護：カラービジュアルで見てわかる！ 大阪, メディカ出版, 2017, 18-20.
2) 福長洋介ほか監修. これならわかる！ 消化器外科の看護ケア. 東京, ナツメ社, 2021, 56, (ナースのための基礎 BOOK).

❺ 呼吸状態

1) 北島泰子ほか. 急性期実習に使える！ 周術期看護ぜんぶガイド. 東京, 照林社, 2020, 176p.
2) 野村実. 周術期管理ナビゲーション. 東京, 医学書院, 2014, 284p.
3) 小泉美緒ほか. 呼吸介助法. みんなの呼吸器 Respica. 19 (5), 2021, 558-9.
4) 長井梓苑. ハフィング・咳嗽指導. 前掲書 3), 570-3.
5) 山田和彦ほか. 手術リスクに応じた術後合併症予防対策. 外科. 80 (10), 2018, 998-1002.
6) 井上順一朗. 呼吸リハビリテーションの新しい展開：周術期・ICU. 総合リハビリテーション. 49 (11), 2021, 1059-64.
7) 笠井史人ほか. 周術期の呼吸器リハビリテーション治療. The Japanese Journal of Rehabilitation Medicine. 58 (4), 2021, 369-75.
8) Wilkins, RL. et al. "Lung Expansion Therapy". Egan's Fundamentals of Respiratory Care. 9th ed. St. Louis, Mosby, 2008, 903-19.
9) Smetana, GW. et al. "Strategies to reduce postoperative pulmonary complications in adults". UpToDate®. (2023 年 2 月閲覧)

❻ 腹部状態

1) 白石憲男ほか. 消化器外科 周術期合併症の minimal requirements：重症度の階層化とその対策. 北野正剛監修. 東京, メジカルビュー社, 2015, 520p.

❼ 輸液

1) 松田光正. 生体の体液区分と水分の出入り. 救急・集中治療. 33 (2), 2021, 371-5.
2) 林彦多ほか. 消化器外科で用いられる主な輸液. 消化器ナーシング. 24 (3), 2019, 274-5.
3) 柳秀高. "体内の水分, 電解質バランス". 輸液療法の進め方ノート改訂版：体液管理の基本から手技・処方までのポイントがわかる実践マニュアル. 杉田学編. 東京, 羊土社, 2009, 12-5.
4) 小島直樹. "術後の輸液". 前掲書 3), 177-9.
5) 野村岳志. "周術期における体液管理の考え方". 救急・ICU の体液管理に強くなる：病態生理から理解する輸液, 利尿薬, 循環作動薬の考え方, 使い方. 小林修三ほか編. 東京, 羊土社, 2015, 274-80.
6) 夏目誠治. 尿量と水分バランスのみCHAかた・整えかた. 消化器ナーシング. 26 (1), 2021, 16-24.
7) 畑啓昭. 輸液の目的. 消化器ナーシング. 26 (12), 2021, 1140-1.
8) 奥知慶久. 一般的な消化器手術の直後. 前掲書 7), 1146-7.
9) 森松博史. 周術期の輸液管理. 消化器外科. 43 (5), 2020, 502-6.

❽ ドレーン管理

1) 渡邊孝監修. ゼロからわかるドレーン管理. 東京, 成美堂出版, 2021, 192p.
2) 礒幸博ほか. 開腹手術における腹腔ドレーン管理. 消化器外科. 43 (5), 2020, 546-9.
3) 窪田敬一編. 全科 ドレーン・カテーテル・チューブ管理完全ガイド. 東京, 照林社, 2015, 2-27.
4) 日本外科感染症学会編. "消化器外科術後 SSI の分離菌とその経年変化は？". 消化器外科 SSI 予防のための周術期管理ガイドライン 2018. 東京, 診断と治療社, 2018, 32-3.
5) 山田勇ほか. 骨盤腔・ダグラス窩. 消化器外科 NURSING. 19 (6), 603-7.
6) 上野公彦. ウインスロー孔. 前掲書 5), 581-6.
7) 猪股雅史監修. 消化器外科グリーンノート. 東京, 中外医学社, 2021, 59-63.
8) 袴田健一監修. まるごと消化器ドレーン・チューブ管理：決定版！ 図解でもれなくみCHAる・わかる. 消化器ナーシング 2021 年春季増刊. 大阪, メディカ出版, 2021, 240p.
9) 本多通孝. "ドレーンの挿入と固定". 外科レジデント＆周術期管理に関わる医療者のための 外科周術期 掟と理論 総論編. 京都, 金芳堂, 2022, 87-90.
10) 齊藤健太. 消化器術後ドレーンの基礎知識. 消化器ナーシング. 25 (6), 2020, 502-9.
11) 進士誠一ほか. ドレーン・チューブの目的と管理のポイント. 消化器ナーシング. 27 (7), 2022, 610-6.
12) 末武千香. ドレーン・チューブの管理. 消化器ナーシング. 27 (9), 2022, 834-7.
13) 湊雅嗣ほか. 消化器外科ドレーンの基礎知識. 消化器外科ナーシング. 21 (6), 2016, 484-97.
14) 福田俊. ドレーン・チューブ. 消化器ナーシング. 24 (8), 2019, 739-43.
15) 安達洋祐ほか. 特集：ドレーンは必要か. 外科. 76 (7), 2014, 705-56.
16) 清水潤三ほか. "ドレーン・カテーテル管理：総論". 術後ケアとドレーン管理のすべて. 竹末芳生ほか編. 東京, 照林社, 2016, 218-41.

⑨ 傷の管理

1) 菅野恵美. 術後創傷に対する創傷処置｜目的・手順・観察項目. ナース専科. https://knowledge.nurse-senka.jp/500165 （2023 年 4 月閲覧）

2) 日本外科感染症学会編. 消化器外科 SSI 予防のための周術期管理ガイドライン 2018. 東京, 診断と治療社, 2018, 10-25.

3) 前掲書, 13.

4) 日本化学療法学会 / 日本外科感染症学会 術後感染予防抗菌薬適正使用に関するガイドライン作成委員会編. 術後感染予防抗菌薬適正使用のための実践ガイドライン. 2020, 9. https://www.chemotherapy.or.jp/uploads/files/guideline/jyutsugo_shiyou_jissen.pdf （2023 年 4 月閲覧）

⑩ ストーマ

1) 石井光子. ストーマ管理のギモン：ストーマサイトマーキング. エキスパートナース. 38 (8), 2022, 16-21.

2) 尾崎麻依子ほか. ストーマサイトマーキングの効果と問題点. 日本ストーマ・排泄リハビリテーション学会誌. 28 (3), 2012, 116-22.

3) 山田陽子. "術直後の装具交換". カラー写真で見てわかるストーマケア：基本手技・装具選択・合併症ケアをマスター. 大村裕子編. 大阪, メディカ出版, 2006, 14-7.

⑪ 栄養と NST

1) 日本静脈経腸栄養学会編. 静脈経腸栄養ガイドライン：静脈・経腸栄養を適正に実施するためのガイドライン. 第 3 版. 東京, 照林社, 2013, 488p.

2) 石田順郎. "経腸栄養と経静脈栄養". 輸液療法の進め方ノート改訂版：体液管理の基本から手技・処方までのポイントがわかる実践マニュアル. 杉田学編. 東京, 羊土社, 2009, 220-38.

3) 齋藤眞也. "栄養管理". 改訂増強版 ICU3 年目ナースのノート. 道又元裕ほか監修. 名古屋, 日総研出版, 2017, 5-15.

4) 清水孝宏. "クリティカルケア領域のケアマネジメント：栄養管理". ICU ケアメソッド：クリティカルケア領域の治療と看護. 道又元裕編. 東京, 学研メディカル秀潤社, 2014, 249.

5) 武田直也. "術後に必要なアセスメント：食事摂取状況". 図解で圧勝！ 消化器の術前術後アセスメント：高齢者ケアも, 注意すべき基礎疾患も, ぜんぶおまかせ！ 消化器ナーシング 2022 年春季増刊. 北條荘三ほか監修. 大阪, メディカ出版, 2022, 139-42.

6) 医療情報科学研究所編. "栄養管理". 病気がみえる vol.1：消化器. 第 5 版. 東京, メディックメディア, 2016, 454-65.

7) 日本集中治療医学会重症患者の栄養管理ガイドライン作成委員会. 日本版重症患者の栄養療法ガイドライン. 日本集中治療医学会雑誌. 23 (2), 2016, 185-281.

8) 宗景史晃. 嘔吐・下痢のとき. 消化器ナーシング. 26 (12), 2021, 1158-9.

9) 久保健太郎. "消化器病棟のナースに必要な知識：栄養管理". かんテキ消化器：患者がみえる新しい「病気の教科書」. 畑啓昭ほか編. 大阪, メディカ出版, 2021, 101-9.

⑫ リハビリテーション

1) 日本集中治療医学会早期リハビリテーション検討委員会. 集中治療における早期リハビリテーション：根拠に基づくエキスパートコンセンサス. 日本集中治療医学会雑誌. 24 (2), 2017, 255-303.

2) 伊藤理ほか. 周術期リハビリテーション：術後の離床促進と合併症予防を目指して. 日本呼吸ケア・リハビリテーション学会誌. 28 (1), 2019, 1-5.

3) 岸川典明. 術前・術後の呼吸リハビリテーション. 日本呼吸ケア・リハビリテーション学会誌. 22 (3), 2012, 297-301.

4) 武田博子. "早期離床の利点と進め方". 術後ケアとドレーン管理. 竹末芳生ほか編. 東京, 照林社, 2009, 137, (エキスパートナース・ガイド).

🐾 3 章

❶ 食道の解剖・主な疾患と治療

1) 日本食道学会編. 食道癌取扱い規約. 第 12 版. 東京, 金原出版, 2022, 160 p.

2) 日本食道学会編. 食道癌診療ガイドライン 2022 年版. 第 5 版. 東京, 金原出版, 2022, 176 p.

❷ 食道の術後ケア

1) 滝沢一泰ほか. ドレーン排液まるわかりノート. 消化器外科 NURSING. 21 (6), 2016, 510-20.

❹ 胃の術後ケア

1) 独立行政法人労働者健康安全機構関西労災病院看護部編. はじめての消化器外科看護：カラービジュアルで見てわかる！ 大阪, メディカ出版, 2017, 144p.

2) 窪田敬一. 全科 ドレーン・カテーテル・チューブ管理完全ガイド. 東京, 照林社, 2015, 320p.

3) ぷろぺら. ナスさんが教える！ ぴんとくる消化器外科看護. 平野龍亮医学監修. 東京, 南山堂, 2020, 157p.

❺ 結腸の解剖・主な疾患と治療

1) 国立研究開発法人国立がん研究センター. "がん種別統計情報：大腸". がん情報サービス. (https://ganjoho.jp/reg_stat/statistics/stat/cancer/67_colorectal.html, 2023 年 3 月閲覧).

2) 大腸癌研究会編. 大腸癌治療ガイドライン 医師用 2022 年版. 東京, 金原出版, 2022, 160p.

❻ 結腸の術後ケア

1) 山本貴嗣ほか. "消化器疾患". 病期・病態・重症度からみた 疾患別看護過程＋病態関連図. 第 4 版. 井上智子ほか編. 東京, 医学書院, 2020, 374-401.

2) 日本外科感染症学会 消化器外科 SSI 予防のための周術期管理ガイドライン作成委員会編. "結腸・直腸癌手術後の腹腔内吻合や腹膜外吻合のドレーン留置は SSI 予防に有効か？". 消化器外科 SSI 予防のための周術期管理ガイドライン 2018. 東京, 診断と治療社, 2018, 134-7.

3) 前掲書2) "腸管前処置は SSI に有効か？". 63-6.

4) 大腸癌研究会編. 患者さんのための大腸癌治療ガイドライン 2022 年版：大腸癌について知りたい人のために 大腸癌の治療を受ける人のために. 東京, 金原出版, 2022, 88p.

5) 大腸癌研究会編. 大腸癌治療ガイドライン 医師用 2022 年版. 東京, 金原出版, 2022, 160p.

❽ 直腸の術後ケア

1) 川島みどりほか監修. 改訂版 外科系実践的看護マニュアル. 東京, 看護の科学社, 2009, 406-18.

2) 竹内登美子編. 講義から実習へ 周手術期看護 3：開腹術／腹腔鏡下手術を受ける患者の看護. 東京, 医歯薬出版, 2000, 62-146.

3) 大腸癌研究会. 大腸癌治療ガイドライン 医師用 2019 年版. (https://www.jsccr.jp/guideline/2019/index_guide.html, 2023 年 3 月閲覧).

❾ 肝臓の解剖・主な疾患と治療

1) 日本肝臓学会編. 肝癌診療ガイドライン 2021 年版. 2021, 東京, 金原出版, 76.

2) Child, CG. et al. "Surgery and portal hypertension". The Liver and Portal Hypertension. Child CG, ed. Philadelphia, Saunders, 1964, 50-8.

3) Pugh, RN. et al. Transection of the oesophagus for bleeding oesophageal varices. Br J Surg. 60 (8) , 1973,646-9.

4) 日本肝癌研究会編. 臨床・病理原発性肝癌取扱い規約第 6 版補訂版. 2019, 東京, 金原出版, 15.

5) Rahbari, NN. et al. Posthepatectomy liver failure: a definition and grading by the International Study Group of Liver Surgery (ISGLS). Surgery. 149(5), 2011, 713-24.

❿ 肝臓の術後ケア

1) 滝沢一泰ほか. "肝臓・胆道の手術と術前術後ケア Q&A". 新人ナースのための消化器外科 術前術後ケア Q＆A102：でっかくド～ン！ オールカラー図解でみるみるわかる. 島田光生監修. 消化器外科ナーシング 2016 年春季増刊. 大阪, メディカ出版, 2016, 175-204.

2) 石田隆ほか. "ドレーンからわかる合併症への対応". 新人ナースのための消化器外科ドレーン管理：1 から 10 までスルッとわかる. 消化器外科ナーシング 2017 年春季増刊. 楠正人監修. 大阪, メディカ出版, 2017, 179-206.

3) 岩橋衆一ほか. 肝切除術. 消化器外科ナーシング. 22 (8), 2017, 704-8.

4) 特集：輸液の種類も, ケース別管理も, 学びなおし！ "こんなときどうする？"消化器患者の IN-OUT 管理. 消化器ナーシング. 26 (12), 2021, 1125-81.

5) 山本雅一総監修. 全部見える 消化器疾患. 東京, 成美堂出版, 2013, 304p.

6) 日本消化器病学会ほか編. 肝硬変診療ガイドライン 2020. 改訂第 3 版. 東京, 南江堂, 2020, 196p.

7) 西崎泰弘ほか. 門脈圧亢進症性胃症. 日本門脈圧亢進症学会雑誌. 16 (1), 2010, 58-68.

8) 日本肝臓学会編. "手術". 肝癌診療ガイドライン 2021 年版. 東京, 金原出版, 2021, 119-56.

9) 日本消化器病学会, 日本肝臓学会編. 肝硬変診療ガイドライン 2020. 改訂第 3 版. 東京, 南江堂, 2020, 99-111.

⓫ 胆道の解剖・主な疾患と治療

1) 島田光生監修. 肝胆膵の治療とケア Q＆A. 消化器外科ナーシング 2017 秋季増刊. 大阪, メディカ出版, 2017, 240p.

⓬ 胆道の術後ケア

1) 国立研究開発法人国立がん研究センター. "胆道がん（胆管がん［肝内胆管がんを含む］・胆のうがん・十二指腸乳頭部がん）". がん情報サービス. https://ganjoho.jp/public/cancer/biliary_tract/index.html（2023 年 2 月閲覧）.

⓭ 膵臓の解剖・主な疾患と治療

1) 日本膵臓学会編. 膵癌取扱い規約第 7 版増補版. 2020, 東京, 金原出版, 152p.

2) 島田光生監修. 肝胆膵の治療とケア Q＆A. 消化器外科ナーシング 2017 秋季増刊. 大阪, メディカ出版, 2017, 240p.

3) 岩間英明ほか. 膵臓の解剖生理. 消化器ナーシング. 26 (5), 2021, 37-43.

⓮ 膵臓の術後ケア

1) 浅野之夫. 膵臓の術前術後ケア. 消化器外科ナーシング. 23 (5), 2018, 432-42.

2) 佐原康太ほか. 胆道切除を含む肝切除術. 消化器外科ナーシング. 22 (12), 2017, 1080-5.

3) 小林良平ほか. "膵頭十二指腸切除術". 消化器外科 50 の術式別術後ケアイラストブック. 消化器外科ナーシング 2018 年秋季増刊. 馬場秀夫監修. 大阪, メディカ出版, 2018, 127-32.

4) 種村彰洋ほか. 膵頭十二指腸切除術. 前掲書 2）, 1086-90.

5) 前掲書 3) 馬場秀夫監修. "肝胆膵の手術 12". 104-58.

6) 針原康ほか. "肝・胆・膵疾患の理解". 消化器疾患ビジュアルブック. 小西敏郎ほか編. 落合慈之監修. 東京, 学研メディカル秀潤社, 2009, 162-252, （ビジュアルブックシリーズ）.

⓯ 急性腹症の主な疾患と治療

1) 独立行政法人労働者健康安全機構関西労災病院看護部編著. はじめての消化器外科看護. 大阪, メディカ出版, 2017, 28-9.

⓰ 急性腹症のケア

1) 急性腹症診療ガイドライン出版委員会編. 急性腹症診療ガイドライン 2015. 東京, 医学書院, 2015, 188p.

2) 皆川知洋ほか. "急性腹膜炎手術". 消化器の治療と検査 サクッと攻略！ はやわかりデータベース：定番＋最新処置のケアの知識をチェック＆アップデート. 消化器ナーシング 2020 年春季増刊. 篠原尚監修. 大阪, メディカ出版, 2020, 90-3.

3) 医療情報科学研究所編. フィジカルアセスメントがみえる. 東京, メディックメディア, 2015, 360p.

索 引

NEW はじめての消化器外科看護－"なぜ"からわかる、ずっと使える！

2023年8月1日発行　第1版第1刷©

編　著	国立研究開発法人国立国際医療研究センター病院 外科・看護部
発行者	長谷川 翔
発行所	株式会社メディカ出版
	〒532-8588
	大阪市淀川区宮原3－4－30
	ニッセイ新大阪ビル16F
	https://www.medica.co.jp/
編集担当	鈴木陽子
編集協力	加藤明子
装　幀	クニメディア株式会社
組　版	株式会社明昌堂
本文イラスト	いしかわみき／はやしろみ／姫田直希／福井典子／ホンマヨウヘイ／八代映子／吉泉ゆう子／渡邊真介
印刷・製本	株式会社シナノ パブリッシング プレス

ISBN978-4-8404-8185-4　　　　　　　　　　　　Printed and bound in Japan

当社出版物に関する各種お問い合わせ先（受付時間：平日9：00〜17：00）
●編集内容については、編集局 06-6398-5048
●ご注文・不良品（乱丁・落丁）については、お客様センター 0120-276-115